应考掌中宝

推拿学速记

主　编　邵水金

副主编　黄武帮　程新民　康伟付　曾泽旭

编　委　吴美琪　赵玠良　王　雄　张廷娟

　　　　刘　陈　李　芸　张廷泽　骆金波

　　　　李燕来　毕小芳　邵洁如　邵依达

　　　　李铭利　戴新瑞　赵恬田　刘天陆

中国中医药出版社
·北京·

图书在版编目(CIP)数据

推拿学速记/邵水金主编.—北京:中国中医药
出版社,2015.11(2021.5重印)
(应考掌中宝)
ISBN 978 - 7 - 5132 - 2758 - 2

Ⅰ.①推… Ⅱ.①邵… Ⅲ.①推拿 Ⅳ.①R244.1

中国版本图书馆 CIP 数据核字(2015)第 207779 号

中国中医药出版社出版
北京经济技术开发区科创十三街 31 号院二区 8 号楼
邮政编码 100176
传真 010 64405721
廊坊市晶艺印务有限公司印刷
各地新华书店经销

*

开本 880×1230 1/64 印张 3.375 字数 108 千字
2015 年 11 月第 1 版 2021 年 5 月第 2 次印刷
书号 ISBN 978 - 7 - 5132 - 2758 - 2

*

定价 19.00 元
网址 www.cptcm.com

如有印装质量问题请与本社出版部调换(010-64405510)
版权专有 侵权必究
社长热线 010 64405720
购书热线 010 64065415 010 64065413
微信服务号 zgzyycbs
书店网址 csln.net/qksd/
官方微博 http://e.weibo.com/cptcm
淘宝天猫网址 http://zgzyycbs.tmall.com

前○言

　　为了帮助中医药院校考生学习、复习和应考,我们在全国中医药院校遴选了具有丰富的专业教学经验以及相关考试辅导和培训经验的一线教师,编写了本套"应考掌中宝"丛书。本丛书以全国中医药行业高等教育"十二五"规划教材及其教学大纲为基础,结合编者们在各自日常专业教学及各种相关考试辅导和培训中的经验,并参照研究生入学、临床执业医师资格等考试的要求编写而成。是对教材全部考点进行系统归纳的一套便携式学习、应考用书。本丛书的编写顺序与教材的章节顺序基本相同,可以为中医药院校本科生、专科生、中医药成人教育学生、中医执业医师资格考试人员及其他学习中医药的人员同步学习和复习提供帮助,使学习、应考者能快速掌握学习重点、复习要点和考试难点。

　　本丛书包括《中医基础理论速记》《中医诊断学速记》

《中药学速记》《方剂学速记》《针灸穴位速记》《推拿学速记》《内经速记》《伤寒论速记》《金匮要略速记》《温病学速记》《正常人体解剖学速记》《生理学速记》和《生物化学速记》等13个分册。本丛书具有以下特点：① 内容简明直观，高频考点全覆盖；② 重要考点归纳到位，符合记忆和复习规律；③ 浓缩精华，其"短、平、快"的形式和"精、明、准"的内容结合完美。方便考生在短时间内把握考试精髓，抓住常考点和必考点，稳而准地拿到高分，顺利通过考试。

中国中医药出版社
2015 年 2 月

编写 ● 说明

推拿是中医学宝库中的一个重要组成部分,是通过推拿手法作用于人体体表的特定部位或穴位,以调节人体的生理、病理状况,达到防治疾病的一种方法。由于其具有操作简便、疗效显著、经济安全等优点,深受广大医生和患者的欢迎。

本书分上篇、中篇、下篇和附篇。上篇为推拿基础,介绍了推拿的发展简史、作用原理和基本常识。中篇为推拿手法,介绍了27种成人常用推拿手法、49个小儿推拿特定穴和9种小儿常用推拿手法。下篇为推拿治疗,介绍了62种成人常见病和20种小儿常见病的治疗。附篇为推拿保健,介绍了全身各部保健按摩、强身健体自我按摩、美容按摩与减肥按摩。

本书图文并茂,内容丰富,语言通俗易懂。可供中医院校学生、临床推拿医生、推拿初学者以及保健按摩师使用,亦可作为家庭按摩以及按摩爱好者的学习用书。由于本人水平所限,书中难免存在不足之处,望广大读者提出宝贵意见,以便再版时修订提高。

邵水金

2015 年 7 月

目●录

上篇　推拿基础

一、推拿的发展简史 ……………………………… 1

二、推拿的作用原理 ……………………………… 4

　（一）推拿的中医学原理 ………………………… 4

　　1. 调整阴阳、调节脏腑 ……………………… 4

　　2. 疏通经络、行气活血 ……………………… 4

　　3. 理筋整复、滑利关节 ……………………… 5

　（二）推拿的现代医学原理 ……………………… 5

　　1. 纠正解剖位置的异常 ……………………… 5

　　2. 增强血液循环 …………………………… 5

　　3. 促进损伤修复 …………………………… 6

　　4. 调节神经功能 …………………………… 7

  5. 调节器官功能 ································ 7

三、推拿的治疗原则与方法 ·················· 8

 （一）推拿的治疗原则 ····················· 8

  1. 治病求本 ····························· 8

  2. 扶正祛邪 ····························· 8

  3. 调整阴阳 ····························· 8

  4. 三因制宜 ····························· 8

 （二）推拿的治疗方法 ····················· 9

  1. 温法 ································· 9

  2. 通法 ································· 9

  3. 补法 ································· 9

  4. 泻法 ································· 9

  5. 汗法 ································ 10

  6. 和法 ································ 10

  7. 散法 ································ 10

  8. 清法 ································ 10

四、推拿的基本常识 ······················ 10

 （一）推拿的术前准备 ···················· 10

  1. 施术部位的准备 ····················· 10

  2. 工具的准备 ························· 11

  3. 术者体位 ··························· 11

  4. 患者体位 ··························· 11

   5. 推拿介质 ……………………………… 11

（二）推拿手法的应用特点 …………………… 12

   1. 手法选择 ……………………………… 12

   2. 刺激强度 ……………………………… 12

   3. 辨证施治 ……………………………… 13

   4. 操作时间 ……………………………… 13

   5. 推拿补泻 ……………………………… 13

（三）推拿的适应证、禁忌证和注意事项 …… 14

   1. 适应证 ………………………………… 14

   2. 禁忌证 ………………………………… 14

   3. 注意事项 ……………………………… 14

中篇　推拿手法

一、成人推拿常用手法 ……………………… 16

（一）摆动类手法 …………………………… 17

   1. 一指禅推法 …………………………… 17

   2. 擦法 …………………………………… 18

   3. 揉法 …………………………………… 20

（二）摩擦类手法 …………………………… 22

   1. 推法 …………………………………… 22

   2. 搓法 …………………………………… 23

3. 摩法 ……………………………… 24

4. 擦法 ……………………………… 24

5. 抹法 ……………………………… 26

6. 梳法 ……………………………… 26

（三）挤压类手法 …………………… 28

1. 按法 ……………………………… 28

2. 点法 ……………………………… 30

3. 拿法 ……………………………… 30

4. 捏法 ……………………………… 31

5. 捻法 ……………………………… 32

6. 拨法 ……………………………… 32

7. 理法 ……………………………… 32

8. 掐法 ……………………………… 33

9. 踩跷法 …………………………… 33

（四）叩击类手法 …………………… 34

1. 拍法 ……………………………… 34

2. 击法 ……………………………… 35

3. 弹法 ……………………………… 37

（五）振动类手法 …………………… 38

1. 抖法 ……………………………… 39

2. 振法 ……………………………… 39

（六）运动类手法 …………………… 41

1. 摇法 ………………………………… 41

2. 背法 ………………………………… 46

3. 扳法 ………………………………… 46

4. 拔伸法 ……………………………… 51

二、小儿推拿特定穴 ………………………… 55

（一）头颈部 ………………………………… 55

1. 坎宫 ………………………………… 55

2. 天门 ………………………………… 56

3. 太阳 ………………………………… 56

4. 耳后高骨 …………………………… 57

5. 桥弓 ………………………………… 57

（二）胸腹部 ………………………………… 57

1. 乳根 ………………………………… 57

2. 乳旁 ………………………………… 58

3. 胁肋 ………………………………… 58

4. 腹 …………………………………… 58

5. 脐 …………………………………… 60

6. 丹田 ………………………………… 60

7. 肚角 ………………………………… 61

（三）背腰部 ………………………………… 61

1. 天柱骨 ……………………………… 61

2. 脊柱 ………………………………… 61

3. 七节骨 ……………………………… 62

4. 龟尾 ……………………………… 63

（四）上肢部 ……………………………… 64

1. 脾经 ……………………………… 64

2. 肝经 ……………………………… 64

3. 心经 ……………………………… 65

4. 肺经 ……………………………… 65

5. 肾经 ……………………………… 65

6. 小肠 ……………………………… 66

7. 大肠 ……………………………… 66

8. 肾纹 ……………………………… 66

9. 肾顶 ……………………………… 66

10. 四横纹 ……………………………… 66

11. 小横纹 ……………………………… 67

12. 掌小横纹 ……………………………… 67

13. 胃经 ……………………………… 67

14. 板门 ……………………………… 67

15. 内劳宫 ……………………………… 68

16. 小天心 ……………………………… 69

17. 内八卦 ……………………………… 69

18. 总筋 ……………………………… 69

19. 大横纹 ……………………………… 70

20. 端正 …………………………………… 70

21. 老龙 …………………………………… 70

22. 五指节 ………………………………… 70

23. 二扇门 ………………………………… 71

24. 上马 …………………………………… 71

25. 威灵 …………………………………… 71

26. 精宁 …………………………………… 71

27. 一窝风 ………………………………… 71

28. 膊阳池 ………………………………… 72

29. 三关 …………………………………… 72

30. 六腑 …………………………………… 72

31. 天河水 ………………………………… 73

（五）下肢部 …………………………………… 74

1. 箕门 …………………………………… 74

2. 百虫 …………………………………… 74

三、小儿推拿常用手法 ………………………… 74

（一）单式手法 ………………………………… 75

1. 推法 …………………………………… 75

2. 运法 …………………………………… 77

3. 捏脊法 ………………………………… 77

4. 捣法 …………………………………… 78

（二）复式手法 ………………………………… 79

1. 双凤展翅 …………………………………… 79

2. 苍龙摆尾 …………………………………… 79

3. 运水入土 …………………………………… 80

4. 运土入水 …………………………………… 80

5. 总收法 ……………………………………… 80

下篇 推拿治疗

一、成人推拿治疗 ……………………………………… 82

（一）骨伤科疾病 …………………………………… 82

1. 颈椎病 ……………………………………… 82

2. 落枕 ………………………………………… 84

3. 颈部扭挫伤 ………………………………… 85

4. 颈肩肌筋膜炎 ……………………………… 86

5. 腰椎间盘突出症 …………………………… 87

6. 第3腰椎横突综合征 ……………………… 89

7. 退行性腰椎滑脱症 ………………………… 89

8. 急性腰扭伤 ………………………………… 90

9. 腰肌劳损 …………………………………… 91

10. 髂腰韧带损伤 ……………………………… 92

11. 骶髂关节紊乱症 …………………………… 93

12. 脊柱小关节紊乱症 ………………………… 94

13. 强直性脊柱炎 ……………………… 95

14. 退行性脊柱炎 ……………………… 97

15. 肩关节周围炎 ……………………… 98

16. 肩峰下滑囊炎 ……………………… 99

17. 肱骨外上髁炎 ……………………… 100

18. 肱骨内上髁炎 ……………………… 101

19. 尺骨鹰嘴滑囊炎 …………………… 102

20. 桡骨茎突狭窄性腱鞘炎 …………… 102

21. 腕关节扭伤 ………………………… 103

22. 腕管综合征 ………………………… 104

23. 梨状肌综合征 ……………………… 105

24. 臀上皮神经损伤 …………………… 106

25. 退行性膝关节炎 …………………… 107

26. 踝关节扭伤 ………………………… 108

27. 颞下颌关节脱位 …………………… 109

28. 胸胁屏伤 …………………………… 110

29. 肩关节脱位 ………………………… 111

30. 肘关节脱位 ………………………… 112

(二) 内科疾病 …………………………… 113

1. 头痛 ………………………………… 113

2. 失眠 ………………………………… 114

3. 高血压 ……………………………… 115

4. 感冒 …………………………………… 116

5. 眩晕 …………………………………… 117

6. 冠心病 ………………………………… 118

7. 心悸 …………………………………… 119

8. 胃脘痛 ………………………………… 120

9. 慢性胆囊炎 …………………………… 121

10. 呃逆 ………………………………… 122

11. 腹泻 ………………………………… 123

12. 便秘 ………………………………… 123

13. 癃闭 ………………………………… 124

14. 中风后遗症 ………………………… 125

15. 面瘫 ………………………………… 126

（三）妇科疾病 ………………………… 127

1. 痛经 …………………………………… 127

2. 闭经 …………………………………… 128

3. 月经不调 ……………………………… 129

4. 乳痈 …………………………………… 130

5. 乳腺增生 ……………………………… 130

6. 围绝经期综合征 ……………………… 131

（四）五官科疾病 ……………………… 132

1. 牙痛 …………………………………… 132

2. 近视 …………………………………… 133

3. 慢性鼻炎 …………………… 134

4. 梅尼埃病 …………………… 135

5. 颞下颌关节功能紊乱症 …… 136

（五）急症及其他疾病 ……………… 137

1. 中暑 ……………………… 137

2. 休克 ……………………… 138

3. 抽搐 ……………………… 138

4. 心绞痛 …………………… 139

5. 电击伤 …………………… 140

6. 溺水 ……………………… 140

二、小儿推拿治疗 …………………… 141

（一）消化系统疾病 ……………… 141

1. 小儿口腔炎 ……………… 141

2. 小儿流涎 ………………… 142

3. 小儿厌食 ………………… 143

4. 小儿呕吐 ………………… 143

5. 小儿腹痛 ………………… 144

6. 小儿腹泻 ………………… 146

7. 小儿便秘 ………………… 147

8. 小儿脱肛 ………………… 147

9. 小儿疳积 ………………… 148

（二）呼吸系统疾病 ……………… 149

1. 小儿感冒 ……………………… 149

2. 小儿发热 ……………………… 150

3. 小儿咳嗽 ……………………… 150

4. 小儿哮喘 ……………………… 151

（三）其他系统疾病 ……………… 152

1. 小儿肌性斜颈 ………………… 152

2. 小儿遗尿 ……………………… 153

3. 小儿夜啼 ……………………… 154

4. 小儿桡骨头半脱位 …………… 155

5. 分娩性臂丛神经损伤 ………… 156

6. 小儿麻痹后遗症 ……………… 157

7. 小儿脑瘫 ……………………… 158

附 篇

一、全身各部保健按摩 …………………… 160

1. 头面部 ………………………… 160

2. 颈肩部 ………………………… 162

3. 胸腹部 ………………………… 162

4. 背腰部 ………………………… 163

5. 上肢部 ………………………… 165

6. 下肢部 ………………………… 166

二、强身健体自我按摩 ·············· 168

1. 补肾益精法 ·············· 168

2. 健脾养胃法 ·············· 170

3. 疏肝利胆法 ·············· 170

4. 宣肺通气法 ·············· 171

5. 宁心安神法 ·············· 173

6. 消除疲劳法 ·············· 174

7. 振奋精神法 ·············· 175

8. 调和阴阳法 ·············· 177

9. 催眠法 ·············· 177

10. 护发法 ·············· 178

11. 明目法 ·············· 178

12. 聪耳法 ·············· 179

13. 通鼻法 ·············· 180

14. 固齿法 ·············· 180

15. 清咽法 ·············· 181

16. 强项法 ·············· 182

17. 通乳法 ·············· 183

18. 通便法 ·············· 183

19. 上肢保健法 ·············· 184

20. 下肢保健法 ·············· 185

三、美容按摩 ………………………… 187

1. 头部美容 ………………………… 187

2. 眼部美容 ………………………… 188

3. 面部美容 ………………………… 188

4. 其他 ………………………… 189

四、减肥按摩 ………………………… 191

1. 整体减肥 ………………………… 191

2. 腹部减肥 ………………………… 192

3. 腰臀部减肥 ………………………… 192

一、推拿的发展简史

推拿又称按摩、按跷、乔摩、桥引等，是在中医基础理论指导下，运用推拿手法作用于人体体表经络、穴位或特定部位，以调节机体的生理和病理状况，来达到防治疾病的目的，属于中医外治法范畴。该疗法具有操作简便、疗效显著、经济安全等优点，深受广大术者和患者的欢迎。

春秋战国时期，名医扁鹊运用按摩、针灸，成功地抢救了尸厥患者，为记载最早的推拿治疗病案。战国时期成书的《黄帝内经》中记载了推拿的治疗范围有痹症、痿症、口眼歪斜和胃痛等，还描述了"九针"中的"员针""锓针"等推拿工具。《素问·异法方宜论》中还记载了推拿的发源地："中央者，其地平以湿，天地所以生万物也众,其民食杂而不劳,故其病多痿厥寒热,其治宜导引按跷。故导引按跷者,亦从中央出也。"秦汉时期,我国第一部推拿学专著是《黄帝岐伯按摩经》十卷(已佚)。

魏晋隋唐时期,推拿在医学领域的地位较高,有了新发展。晋代葛洪在《肘后备急方》中介绍了颞下颌关节脱位的整复方法,还记载了用爪切水沟治卒死、按心下宛宛中治卒心痛、抓脐上 3 寸治腹痛和抄举其腹、拈取脊骨皮治卒腹痛等急救方法。隋代有按摩博士的职务,到唐代设立了按摩科,还把按摩术者分成按摩博士、按摩师和按摩工等不同等级。按摩博士在按摩师和按摩工的辅助下,教按摩生"导引之法以除疾,损伤折跌者正之",开始了有组织的按摩教学工作。这个时期,导引即自我按摩,作为按摩的一个内容十分盛行。隋代《诸病源候论》每卷之末都附有导引按摩之法。自我按摩这样广泛开展,说明了按摩疗法重视预防,注意发挥患者与疾病作斗争的主观能动性。隋唐时期,在人体体表上施行按摩手法时,涂上中药膏,既可防止患者的表皮损破,又可使药物和手法的功效相得益彰的膏摩方法有了发展。膏的种类很多,有莽草膏、丹参膏、乌头膏、野葛膏、陈元膏和木防己膏等,可根据不同病情选择应用。而且,膏摩还用以防治小儿疾病,如《千金要方》说:"小儿虽无病,早起常以膏摩囟上及手足心,甚辟寒风。

宋金元时期,推拿的治疗范围更加广泛。宋代《圣济总录》记载了手法治疗眼疾,开创了眼科疾病推拿治疗的先河。《太平圣惠方》记载了六首治疗眼病的摩顶膏,为膏摩治疗眼病的最早记载。元代危亦林的《世医得效方》中记载应用悬吊复位法治疗脊柱骨折、髋关节脱位的倒吊复位法等都可以替代拔伸法,开辟了以器械牵引治疗骨科病疾的先河。明代以前将推拿疗法称为按摩,明代开始称推拿。明代杨继洲的《针灸大成》中收集了陈氏的《小儿按摩经》。陈氏的《小儿按摩经》是我国现在最早的推拿专著,该书提到掐、揉、按、推、运、搓、摇、摩等18种手法。明代的小儿推拿专著,还有龚云林的《小儿推拿方脉活婴秘旨全书》、周于蕃的《小儿推拿秘诀》等。清代的推拿专著有熊应雄的《小儿推拿广意》、骆如龙的《幼科推拿秘书》、钱怀的《小儿推拿直录》、夏云集的《保赤推拿法》等。这些专著总结了有关小儿推拿的经验,内容丰富,对于诊断、论病、推拿手法有比较系统的记述,充分说明小儿推拿在这一时期有了显著的进步和发展。清代对推拿手法治疗伤科疾病已有所总结,如清代医学全书《医宗金鉴》一书,把摸、接、端、提、按、摩、推、拿列为伤科八法。

民国时期,国民党政府提出了"废止旧医,以扫除医事卫生障碍"的方针,使得推拿疗法陷入了低潮。

中华人民共和国成立后,推拿疗法得到了重视,推拿教育、研究、临床、专著、人才等得到全面迅速的发展。

二、推拿的作用原理

(一)推拿的中医学原理

1. 调整阴阳、调节脏腑

阴阳是辨证的总纲,疾病的发生与发展,从根本上是阴阳平衡遭到破坏,阴阳偏盛偏衰。通过推拿治疗可以调整阴阳,恢复阴阳平衡。如阴虚阳亢型高血压病,除常规手法外,可采用补肾经的方法,即自太溪穴沿小腿内侧面推至阴谷穴或按揉涌泉穴来治疗。推拿手法作用于人体经络腧穴,通过经络传导达到改善和调节脏腑功能。如轻手法按揉肝俞、胆俞、胆囊穴可促进胆囊收缩,增加胆汁排泄;反之,重手法可抑制胆囊收缩,减少胆汁排泄,缓解胆绞痛。

2. 疏通经络、行气活血

经络是运行全身气血、联络脏腑肢节、沟通上下内外的通道。推拿作用于经络腧穴,激发和调整全身经气,促进和加速气血运行,从而发挥疏通经络和行气活血的作用。

3. 理筋整复、滑利关节

筋骨、关节是人体的运动器官。气血调和、阴阳平衡，才能确保机体筋骨强健、关节滑利，从而维持正常的生活起居和活动功能。筋骨关节受损，必累及气血，致脉络损伤，气滞血瘀，为肿为痛，从而影响肢体关节活动。推拿手法作用于局部，可以促进气血运行，消肿祛瘀，理气止痛；推拿的整复手法可以通过力学的直接作用来纠正筋出槽、骨错缝，达到整复的目的；适当的被动运动手法可以起到松解粘连、滑利关节的作用。

（二）推拿的现代医学原理

1. 纠正解剖位置的异常

（1）纠正骨错缝：运用各种整复手法，可以使关节、肌腱各入其位，纠正骨错缝、筋出槽，恢复关节和肌腱的正常解剖位置。

（2）改变突出物的位置：用手法可改变突出物与神经根的空间关系，达到治疗椎间盘突出症的目的。

（3）解除肌肉痉挛：通过手法可以加强局部血液循环，促使致痛物质下降，提高局部组织痛阈，牵张拉长肌肉，从而减轻或消除肌肉痉挛。

2. 增强血液循环

（1）对血液的影响：手法可以扩张毛细血管，促进血管网重建,恢复血管壁的弹性功能。

（2）对血液循环的影响：手法可以加速血液流动,降低血液黏稠度。

（3）对心脏功能的影响：手法对心率、心律、心功能都有调节作用。

（4）对血压的影响：通过手法放松肌肉,引起周围血管扩张,外周阻力降低,从而减轻心脏负担,达到调节血压的目的。

3. 促进损伤修复

（1）改善肌肉的营养代谢：手法可以促进肌纤维的收缩和伸展活动,加速组织中的乳酸等有害物质的吸收和排出,从而改善肌肉的营养状况,消除肌肉的疲劳,提高肌肉的活力和耐力。

（2）促进组织修复：适当的推拿手法可以理顺肌肉、肌腱、韧带的部分断裂,促进组织修复。

（3）分离粘连：按、揉、弹、拨等手法可以直接分离筋膜、滑囊、关节囊、肌肉、韧带的粘连,解除血管神经的卡压,起到放松关节、肌肉、韧带的作用。

（4）促进炎症介质分解：手法可以加速炎症介质的分解,使炎性产物得以排泄。

（5）促进水肿、血肿吸收：手法具有良好的活血化瘀作用,可加速血液循环,降低组织间的压力,促进水肿、血肿的吸收。

4. 调节神经功能

不同手法对神经系统影响不同,如提、弹、叩击类手法起兴奋作用,表面抚摸类手法起抑制作用。同一手法,频率快慢、用力轻重、时间长短不同,其作用亦不同,如短时间的轻柔手法可兴奋大脑皮质,发挥改善供养和消除疲劳的作用;相反则抑制大脑皮质,发挥镇静安神的作用。手法在神经根、神经干、神经节、神经节段、神经通道上刺激,可改善周围神经传导反射功能,促进周围神经产生兴奋,加速神经细胞和纤维功能恢复。

5. 调节器官功能

(1)对消化系统的影响:手法可以刺激胃肠蠕动,使平滑肌张力、弹力和收缩力增强,促进胃肠消化液分泌,加强胃肠吸收功能。

(2)对泌尿系统的影响:手法可以调节膀胱张力和括约肌功能。

(3)对免疫系统的影响:手法可提高机体的免疫功能。

(4)对内分泌系统的影响:手法可增强部分患者的胰岛功能,可明显减慢甲亢患者的心率。

三、推拿的治疗原则与方法

（一）推拿的治疗原则

1. 治病求本

治病求本是指治疗疾病时，针对疾病的本质和主要矛盾，也就是针对疾病最根本的病因病机而进行治疗的原则。在运用该原则时，必须正确处理"正治与反治""治标与治本"和"异病同治与同病异治"之间的关系。

2. 扶正祛邪

疾病的过程，其实质是正气和邪气矛盾双方相互斗争的过程。因此，治疗疾病就是要扶助正气，祛除邪气，改变邪正双方的力量对比，使之向有利于健康的方向转化。在运用该原则时，必须正确处理扶正与祛邪的先后主次关系，做到扶正不留邪，祛邪不伤正。

3. 调整阴阳

疾病的发生发展，从根本上说是阴阳相对平衡遭到破坏的结果，出现阴阳偏盛偏衰。调整阴阳即恢复阴阳的相对平衡，采用"损其有余"和"补其不足"的治法。

4. 三因制宜

三因制宜即因时、因地、因人制宜，是指治疗疾病要根据季节、地区及人体的体质、性别、年龄等不同而制订相应的治疗方法。

（二）推拿的治疗方法

推拿治疗的作用取决于以下三因素：一是推拿手法作用的性质和量；二是被刺激部位或穴的特异性；三是机体的功能状态。在辨识患者机体功能状态的前提下，按手法的性质和量，结合治疗部位，可将推拿治疗方法分为温、通、补、泻、汗、和、散、清八法。

1. 温法

温法即温通之法，是用于治疗寒证的一种方法。临床治疗时，常用摩擦、挤压和摆动类手法，手法多缓慢、柔和，作用时间较长，作用部位多在肾俞、命门、中脘、气海、关元等穴。

2. 通法

通法即疏通之法，是用于治疗经络不通所致病证的一种方法。临床治疗时，常用挤压和摩擦类手法，手法要刚柔兼施。

3. 补法

补法即补虚之法，是用于治疗一切虚证的一种方法。临床治疗时，常用摆动和摩擦类手法，手法宜轻柔，不宜过重。

4. 泻法

泻法即泻实之法，是用于治疗一切实证的一种方法。临床治疗时，常用摆动、摩擦和挤压类手法，手法用力稍重，频率由慢而快。

5. 汗法

汗法即发汗之法，是用于治疗表证的一种方法。临床治疗时，常用摆动和挤压类手法，风寒宜先轻后重的拿法，风热宜柔和、轻快的拿法。

6. 和法

和法即和解之法，是用于治疗气血不和、脏腑功能失调的一种方法。常用摆动和摩擦类手法，手法宜平稳而柔和，频率稍缓。

7. 散法

散法即消散、疏散之法，是用于治疗一切结聚病证的一种方法。常用摆动和摩擦类手法，手法宜轻快而柔和。

8. 清法

清法即清热之法，是用于治疗热证的一种方法。常用摩擦类手法，手法宜刚中带柔。

四、推拿的基本常识

（一）推拿的术前准备

1. 施术部位的准备

施术部位是指推拿术者在为患者治疗时所应用的

具体部位,常用的施术部位有手指、手掌、拳面、肘等。

2. 工具的准备

工具的准备主要包括推拿诊室、推拿床、推拿椅、推拿凳、推拿巾、推拿枕头、推拿辅助器材等。

3. 术者体位

在进行胸部、腹部、腰背部、四肢部操作时,常采用站立位,两脚成丁字步;在推拿头面部、颈部、肩部、上肢部、胸腹部、下肢部及小儿疾病时,可采用坐姿。

4. 患者体位

治疗头面部、胸腹部和下肢前面疾病时,患者一般采用仰卧位;治疗背腰部和下肢部后面疾病时,患者一般采用俯卧位;治疗胁肋部、髋部疾病时,患者一般采用侧卧位;治疗颈项部、肩部和上肢部疾病时,患者一般采用坐位。

5. 推拿介质

推拿时,为了减少对皮肤的摩擦,或为了借助某些药物的辅助作用,在推拿部位的皮肤上可涂些介质。常用的介质分述如下。

(1)膏剂:将药物煎熬去渣后浓缩,加入适量的凡士林或桐油等赋形剂调制而成,如冬青膏等。

(2)油剂:将药物在油中煎熬后去渣浓缩而成,如正红花油、松节油等。

（3）酒剂：将药物置于 75％ 的乙醇中浸泡后即成，如伤筋药水、五加皮酒、葱水、姜水、薄荷水等。

（4）水剂：将单味药捣碎取汁或用清水，如生姜汁、葱汁、薄荷水、凉水、蒸馏水等。

（5）粉剂：有吸水、润滑皮肤的作用，如滑石粉、爽身粉等。

（6）其他：如按摩胶乳、风湿骨痛酊、香脂、蛋清、酒精、药酒、石腊油、食用油、橄榄油等，也可作为介质应用。

（二）推拿手法的应用特点

1. 手法选择

手法在使用时，宜精不宜滥，宜专不宜多。若治疗范围大、部位较深，或肌肉较丰满的部位，可选择接触面大而深透有力的手法，如擦法、掌按法、肘压法等。软组织急性炎症或出血期，宜选用压力较轻的手法，如鱼际揉法、擦法。关节错位可选用扳法、拔伸法。组织粘连可选用摇法、弹拨法。内科、妇科疾病多选用接触面积较小的手法，如拇指按法、一指禅推法、掐法、点法。头面部操作宜选用轻柔的手法，如一指禅推法、拇指揉法、大鱼际揉法、抹法、扫散法。腹部操作宜选用压力较轻的手法，如摩法、揉法、一指禅推法。

2. 刺激强度

术者的每一种手法在每一次治疗过程中及整个过

程中,强度都要由小到大,循序渐进。治疗开始时先用较轻的手法,而后力量逐渐加强,直至最大强度(以患者能忍受为度)。治疗结束前再由最大强度慢慢减弱,直至最后停止,使患者有个适应的过程。同样,关节的被动运动时,运动幅度亦要由小到大,逐渐增加。

3. 辨证施治

青壮年肌肉发达,骨骼坚固,手法力量适当加重,以增强推拿感应。老年人肌肉萎缩,骨质松脆,手法力量应适当减轻,以免造成组织损伤、骨折。损伤或炎症的早期手法用力宜轻,而后期手法用力宜重。在一般部位操作时,压力可重些;在敏感穴位、压痛点处操作时,压力应轻些。

4. 操作时间

手法操作时间的长短,对疗效有一定的影响。时间过短,往往达不到疗效;时间过长,可能对组织产生损伤。局部操作一般 10～15 min;全身操作一般 15～30 min。刺激强的手法,操作时间可短些;刺激弱的手法,操作时间可长些。关节错位、脱位,常可在几分钟内纠正。

5. 推拿补泻

凡是用力轻、时间长、频率慢、顺时针方向的手法操作,具有补益作用;反之,凡是用力重、时间短、频率快、逆时针方向的手法操作,具有泻邪作用。临床上,根据病证的虚实,选择不同的手法操作。

(三)推拿的适应证、禁忌证和注意事项

1. 适应证

推拿主要适用于骨伤科、内科、妇科、儿科、五官科、神经科疾病的治疗,同时亦可用于减肥、美容和保健等。

2. 禁忌证

(1)急、慢性传染病。

(2)皮肤有破损、感染,或有严重的皮肤病患者。

(3)各种感染性化脓性疾病和结核性关节炎。

(4)怀疑有骨折、急性脊柱损伤者。

(5)醉酒者、精神病情绪不稳定者、脑血管意外先兆者。

(6)出血性疾病或有出血倾向者,如胃肠溃疡性出血、恶性贫血、血小板减少、白血病者。

(7)恶性肿瘤。

(8)严重心血管疾病。

(9)饥饿时或饭后 45 min 内不宜。

(10)经期、妊娠期妇女慎用。

3. 注意事项

(1)要保持双手温暖,特别是冬季不得以冰凉的手接触患者。

（2）用力做到均匀柔和、持久有力。

（3）操作中时刻注意患者表情和身体反应，若肌紧张、疼痛，应适当调整手法。

中篇 ◎ 推拿手法

一、成人推拿常用手法

推拿手法是指用手或肢体其他部分,按特定的规范动作刺激人体体表部位或穴位,来防治疾病的各种操作方法。手法是推拿防治疾病的主要手段。手法的优劣及运用正确与否,直接影响其防治疾病的效果。手法一般应达到持久、有力、均匀、柔和、深透五个方面的基本要求。持久是指手法能够按照其操作特点持续操作一定的时间而不间断、不变形。有力是指手法需要有一定的力量,而不是蛮力和暴力,而是一种含有技巧的力量。均匀是指手法操作的节律、速率和压力等能够保持均匀一致,而非忽慢忽快、忽轻忽重。柔和是指手法操作时动作要协调,做到"轻而不浮,重而不滞"。深透是指手法的渗透力要透皮入内,直接或间接深达脏腑和组织深层。

为了便于学习记忆，根据手法的动作形态，将推拿手法归纳为摆动类手法、摩擦类手法、挤压类手法、叩击类手法、振动类手法和运动类手法六大类。

（一）摆动类手法

以指、掌或腕关节在前臂的摆动带动下，做协调的连续摆动的手法，称为摆动类手法。该手法包括一指禅推法、滚法、揉法等。

1. 一指禅推法

以拇指指端或罗纹面为着力部，附着体表一定部位或穴位上，通过腕关节的往返摆动，带动拇指关节做屈伸活动的手法，称为一指禅推法（图 1、2、3）。该手法的频率为 120～160 次/min，适用于全身各部穴位。

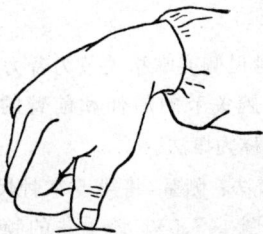

图 1　一指禅推法（悬腕、空拳、拇指自然着力）

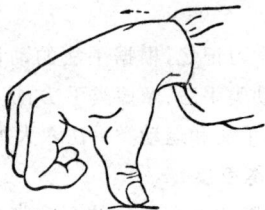

图 2　一指禅推法(腕部向外摆动)

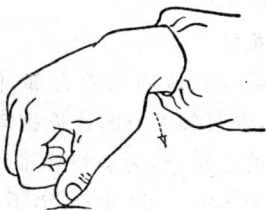

图 3　一指禅推法(腕部向内摆动)

2. 𢐀法

以第 5 掌骨尺侧或掌指关节为着力部,附着于体表一定部位,通过腕关节的屈伸和前臂的旋转运动而来回滚动的手法,称为𢐀法。

(1)侧掌𢐀法:侧掌,将第 5 掌骨尺侧及手背为着力部进行操作(图 4、5、6)。该手法的频率为 120～160次/min,多用于颈肩、背腰、四肢等处。

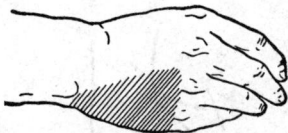

图 4　侧掌滚法（吸定及接触部位）

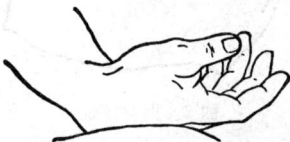

图 5　侧掌滚法（屈腕和前臂旋后）

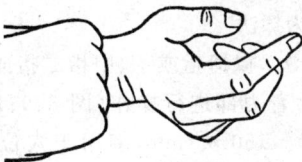

图 6　侧掌滚法（伸腕和前臂旋前）

　　（2）握拳滚法：半握拳，以第 1～4 近节指骨背面及第 1～4 掌指关节为着力部进行操作（图 7）。该手法的频率为 160 次/min，多用于头项、关节凹陷等处。

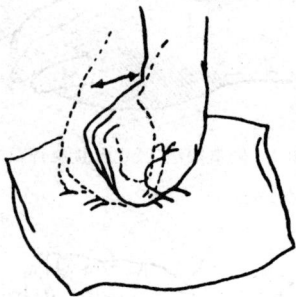

图 7　握拳揉法

3. 揉法

以指、掌、肘尖为着力部,附着于体表一定部位或穴位,通过前臂主动摆动,带动腕部或肘部做轻缓回旋转动的手法,称为揉法。

（1）指揉法：以拇指或示、中指二指或示、中、环指三指的指腹为着力部进行操作（图 8、9、10）。该手法的频率为 120～160 次/min,多用于穴位、头面、胸腹等处。

（2）掌揉法：以手掌大鱼际、掌根为着力部进行操作（图 11、12）。该手法的频率为 120～160 次/min,多用于项肩、背腰、骶臀、四肢、关节等处。

（3）肘揉法：屈肘关节,以肘尖为着力部进行操作

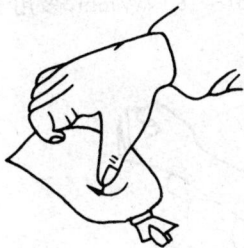

图 8 拇指揉法

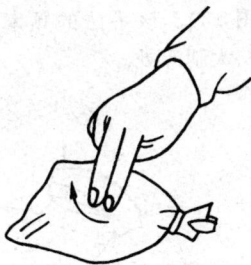

图 9 二指揉法

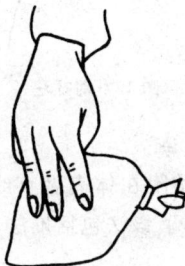

图 10 三指揉法

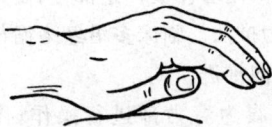

图 11 鱼际揉法

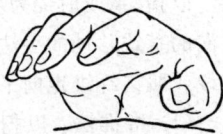

图 12 掌根揉法

（图 13）。该手法的频率为 120～160 次/min，多用于臀、大腿等处。

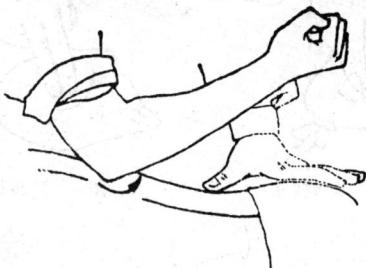

图 13　肘揉法

（二）摩擦类手法

以掌、指或肘贴附在体表做直线或回旋移动的手法，称为摩擦类手法。该法包括推法、搓法、摩法、擦法、抹法、梳法等。

1. 推法

以指、掌或肘尖为着力部，附着体表一定部位，做单方向的直线移动的手法，称为推法。临床多沿经络循行路线或肌肉纤维走向平行方向推进。

（1）指推法：以拇指指腹为着力部进行操作（图14）。多用于胸腹、腰背、四肢等处。

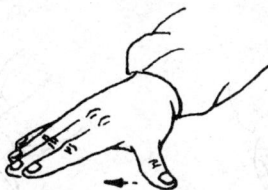

图 14　拇指推法

（2）掌推法：以手掌掌根为着力部进行操作（图15）。多用于腰背、大腿等处。

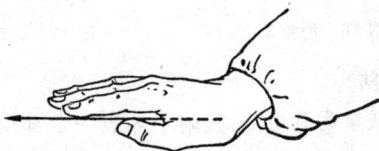

图 15　掌推法

（3）肘推法：屈肘关节，以肘尖（鹰嘴部）为着力部进行操作（图16）。多用于腰背脊柱两侧、大腿后面等处。

2. 搓法

以双手掌面为着力部，挟住体表一定部位，相对用力做快速往返搓动，同时做上下往返移动的手法，称为搓法（图17）。多用于腰背、胁肋、四肢等处，以上肢部最为常用。一般作为推拿治疗的结束手法。

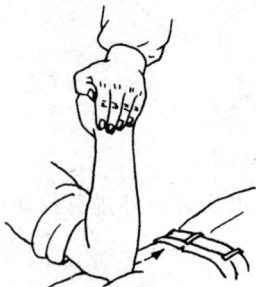
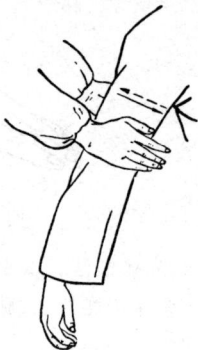

图 16　肘推法　　　　　图 17　搓法

3. **摩法**

以指或掌为着力部，轻附于体表一定部位或穴位，以腕关节为中心，做节律性回旋抚摩运动的手法，称为摩法。

（1）指摩法：以示、中、环指指腹为着力部进行操作（图 18）。多用于穴位、胸腹等处。

（2）掌摩法：以手掌掌面为着力部进行操作（图 19）。多用于全腹部等处。

4. **擦法**

以手掌为着力部，附着体表一定部位，做直线来回摩擦的手法，称为擦法。

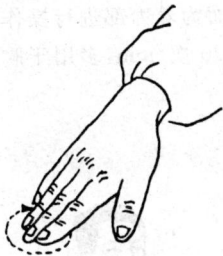

图 18　指摩法

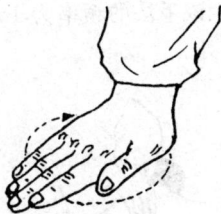

图 19　掌摩法

（1）大鱼际擦法：以手掌的大鱼际为着力部进行操作（图 20）。该手法的频率为 100～120 次/min，多用于胸腹、背腰、四肢等处。

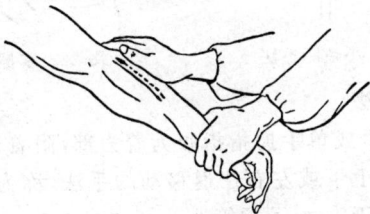

图 20　大鱼际擦法

（2）小鱼际擦法：以手掌的小鱼际为着力部进行操作（图 21）。该手法的频率为 100～120 次/min，多用于肩背、腰臀、下肢等处。

（3）掌擦法：以手掌的掌面为着力部进行操作（图22）。该手法的频率为 100～120 次/min，多用于胸胁、腹等处。

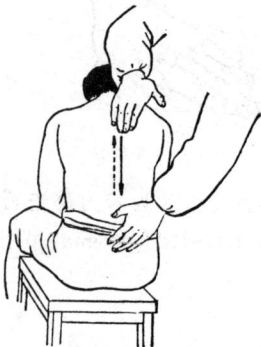

图 21　小鱼际擦法

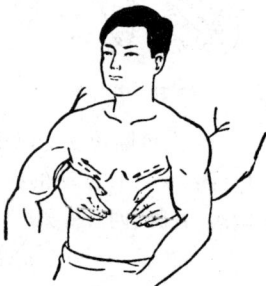

图 22　掌擦法

5. 抹法

以双手或单手拇指指腹为着力部，附着于体表一定部位，做上下或左右往返移动的手法，称为抹法（图23）。多用于头面、颈项等处。

6. 梳法

以手指或拳背为着力部，在体表一定部位，做往返梳动的手法，称为梳法。

（1）爪梳法：五指分开略屈曲，形如爪状，以指端

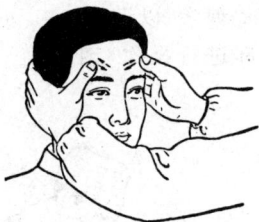

图 23　抹法

为着力部进行操作。主要用于头部。

（2）指梳法：五指伸直，以掌指同时为着力部进行操作（图 24）。主要用于胸背部、肋间隙。

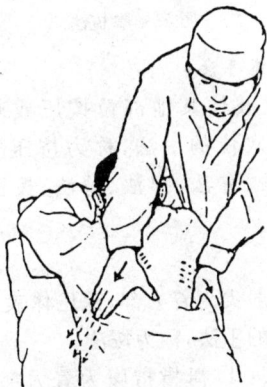

图 24　指梳法

（3）拳梳法：握拳，以示、中、环、小指的近节指骨间关节为着力部进行操作（图 25）。主要用于脊柱两旁。

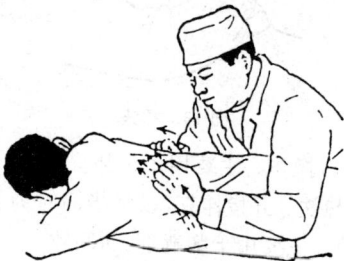

图 25　拳梳法

（三）挤压类手法

以指、掌或肢体其他部位按压或对称性挤压体表一定部位或穴位的手法，称为挤压类手法。该法包括按法、点法、拿法、捏法、捻法、拨法、掐法、踩跷法等。

1. 按法

以指、掌或肘尖为着力部，深压体表一定部位或穴位，并按而留之的手法，称为按法。

（1）指按法：以拇指指腹为着力部进行操作（图 26）。主要用于穴位。

（2）掌按法：以手掌掌面为着力部进行操作，亦可双手交叉重叠进行（图27）。多用于背腰、臀、腹等处。

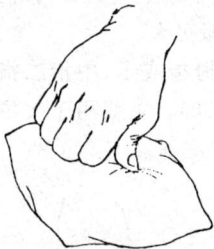

图26　拇指指腹按法　　　　图27　掌按法

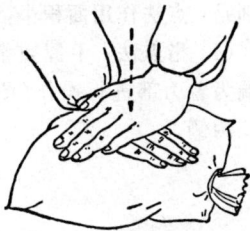

（3）肘按法：屈肘关节，以肘尖为着力部进行操作（图28）。多用于腰臀、大腿后面等处。

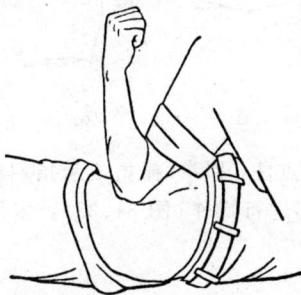

图28　肘按法

2. 点法

以拇指指端或屈曲的指骨间关节为着力部,点压体表一定部位或穴位的手法,称为点法。点法与按法的区别是:点法作用面积小,刺激量更大。

(1)指点法:手握空拳,以拇指或示、中指二指的指端为着力部进行操作(图 29、30)。主要用于穴位或脊柱两侧。

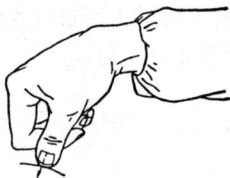

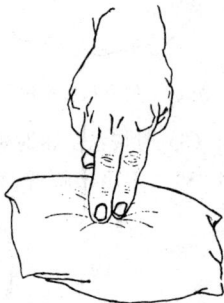

图 29　拇指点法　　　　图 30　示、中指点法

(2)屈指点法:握拳,拇指或示指屈曲,以指骨间关节为着力部进行操作(图 31、32)。多用于背腰、臀骶、四肢等处。

3. 拿法

以拇指与其他四指指腹为着力部,相对用力拿提

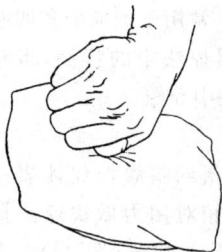

图 31　屈拇指点法　　　　　图 32　屈示指点法

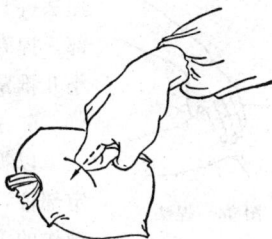

一定部位或经络、穴位的手法,称为拿法(图 33)。多用于腋窝、肩部、腰两侧、颈项、四肢等处。

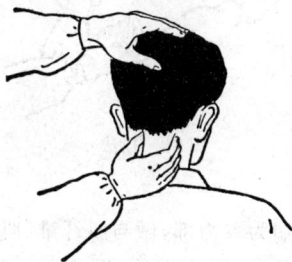

图 33　拿法

4. 捏法

以拇指与食指、中指指腹或拇指与其余四指指腹为着力部,相对用力挤压一定部位或经络的手法,称为

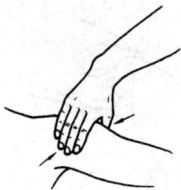

图 34 捏法

捏法(图 34)。常用于颈项部和四肢部。捏脊法属捏法中的特例,将在小儿推拿手法中介绍。

5. 捻法

以拇、示指的指腹捏住体表一定部位,两指相对用力做快速搓揉动作的手法,称为捻法(图 35)。多用于四肢小关节。

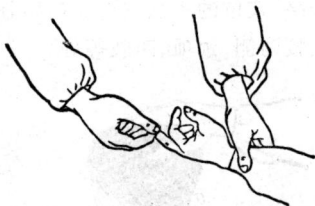

图 35 捻法

6. 拨法

以拇指指端为着力部,做与肌纤维、肌腱、韧带呈垂直方向拨动的手法,称为拨法(图 36)。适用于全身各部,多用于关节周围粘连、外伤后局部粘连及急性扭挫伤等病证。

7. 理法

以单手或双手相对挤压肢体,并进行有节律的一

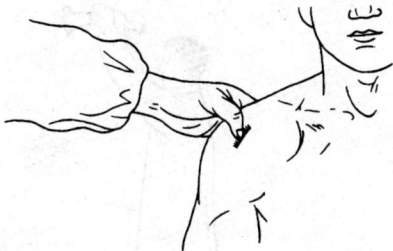

图 36　拨法

松一紧、自上而下的快速移动,称为理法。适用于四肢部,常作为结束手法使用。

8. 掐法

以拇指指甲切按穴位的手法,称为掐法(图37)。常用穴位有人中、承浆、十宣、四缝、八邪、十二井穴等,多用于急救。

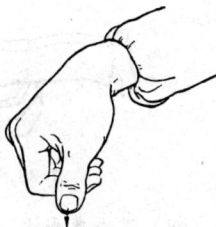

图 37　掐法

9. 踩跷法

以单足或双足踩踏体表一定部位,并做各种动作的手法,称为踩跷法(图38)。根据着力部位不同,又可分为足趾踩法、足掌踩法、足侧踩法和足根踩法。主要用于背腰、臀、下肢后面等处。

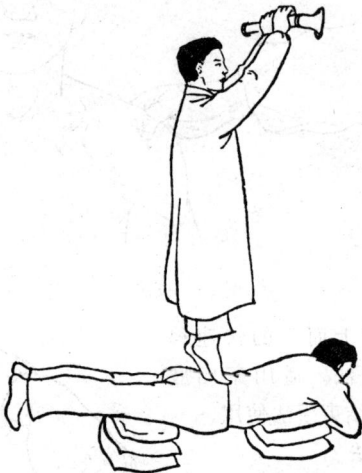

图 38　踩跷法（足趾踩）

（四）叩击类手法

以指、掌、拳、桑枝棒叩打体表的方法，称为叩击类手法。该法包括拍法、击法、弹法等。

1. 拍法

以手指、手掌为着力部，附着于体表一定部位，进行上下反复拍打的手法，称为拍法。

（1）指拍法：将示、中、环及小指并拢，以四指掌面或背面拍打（图 39）。多用于颈项、肩胛、上肢等处。

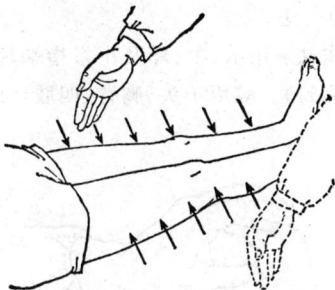

图 39　指拍法

（2）掌拍法：五指并拢成虚掌状进行拍打（图 40）。多用于背腰、骶臀、下肢等处。

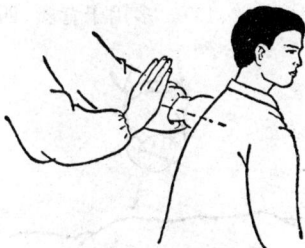

图 40　掌拍法

2. 击法

以指、掌、拳、桑枝棒为着力部，击打体表一定部位的手法，称为击法。

（1）指击法：用示、中、环及小指指端轻击体表，如雨点下落（图41）。多用于头、胸背、四肢经络循行路线等处。

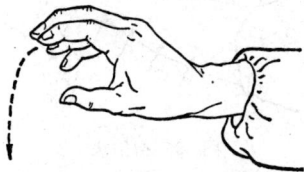

图41 指击法（指尖击）

（2）掌击法：五指自然伸开，用掌根部或小鱼际部着力击打体表（图42、43）。多用于背腰、四肢等处。

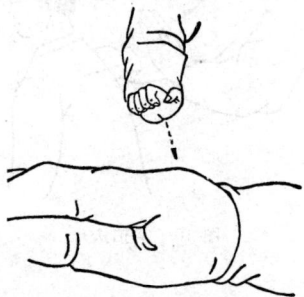

图42 掌击法（掌根击）

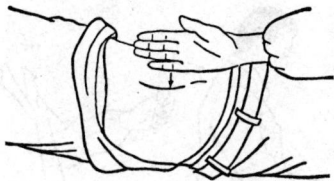

图 43　掌击法（小鱼际击）

（3）拳击法：握拳，以空拳或拳背击打体表（图 44）。多用于背腰、四肢等处。

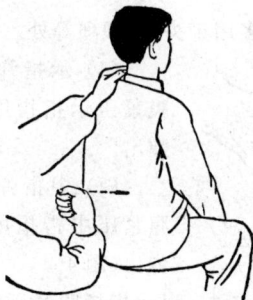

图 44　拳击法（拳背击）

（4）棒击法：以桑枝棒、按摩棒或磁疗棒平击体表（图 45）。多用于头顶、背腰、四肢等处。

3. 弹法

以手指为着力部，在体表一定部位进行弹击的手

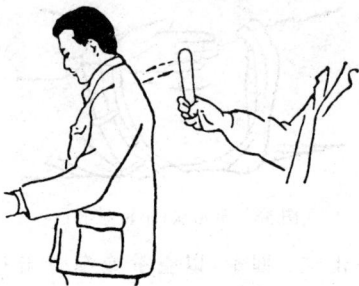

图 45　棒击法

法,称为弹法。多用于头面、颈项等处。

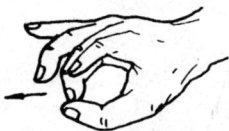

图 46　中指弹法

（1）示指弹法：以拇指指腹紧压示指指甲,用力将示指弹出。

（2）中指弹法：以拇指指腹紧压中指指甲,用力将中指弹出(图 46)。

（3）示中指弹法：以示指指腹紧压中指指甲,用力将中指弹出;或以中指指腹紧压示指指甲,用力将示指弹出。

（五）振动类手法

以较高频率的节律性轻重交替刺激,持续作用于人体的方法,称为振动类手法。该法包括抖法、振法等。

1. 抖法

用双手握住肢体远端,用力做连续小幅度的上下抖动的手法,称为抖法。

(1) 上肢抖法:患者采用坐位或站立位,肩臂放松,用双手握腕部,进行上下抖动,使抖动似波浪般传至肩部(图 47)。

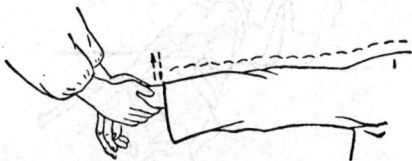

图 47 上肢抖法

(2) 下肢抖法:患者采用仰卧位,下肢放松,用双手握踝部,进行上下抖动,使大腿和髋部有松动感(图 48)。

2. 振法

以指、掌为着力部,附着于体表一定部位或穴位,运用手臂肌肉静止性用力,做上下快速振颤的手法,称为振法。

(1) 指振法:示、中指伸直,将其指端着力于体表一定部位或穴位进行操作(图 49)。多用于穴位。

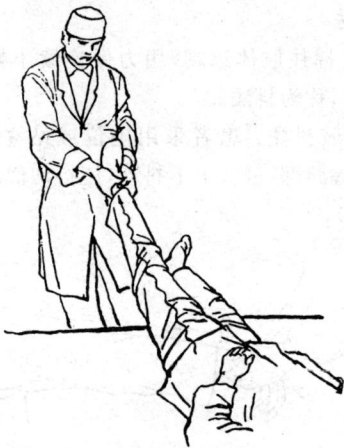

图 48　下肢抖法

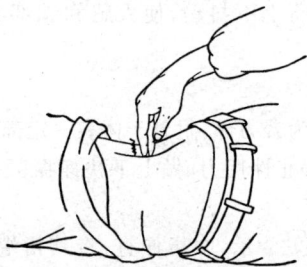

图 49　指振法

（2）掌振法：用手掌掌面着力于体表一定部位进行操作（图50）。多用于头、腹、大椎、腰骶等处。

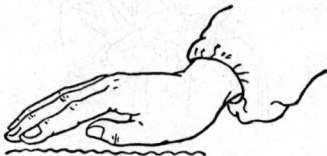

图 50　掌振法

（六）运动类手法

使关节被动活动的一类手法，称为运动类手法。该法包括摇法、背法、扳法、拔伸法等。

1. 摇法

使关节被动做环转运动的手法，称为摇法。多用于颈项、腰及四肢关节。

（1）颈项摇法：以一手扶住患者头顶后部，另一手托住下颌，双手协同用力做左右环转摇动（图51）。

（2）肩关节摇法：以一手扶住患者肩部，另一手握住腕部或托住肘部，做环转摇动（图52、53）。

（3）肘关节摇法：以一手握住患者肘部，另一手握住腕部，在肘关节屈曲位时，做环转摇动（图54）。

（4）腕关节摇法：以一手握住患者腕部，另一手握住四指，做环转摇动（图55）。

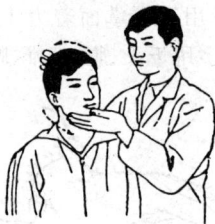

图 51　颈项摇法

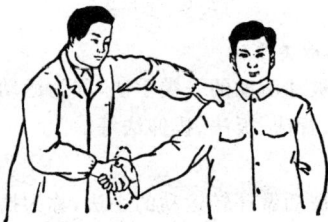

图 52　握腕摇肩法

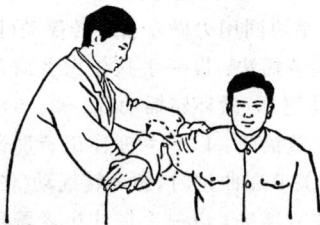

图 53　托肘摇肩法

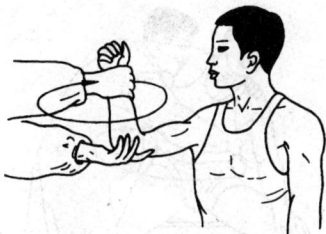

图 54　肘关节摇法

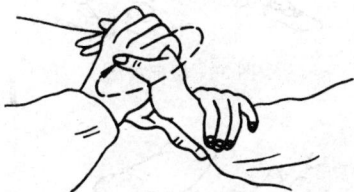

图 55　腕关节摇法

（5）指掌关节摇法：以一手握住患者腕部，另一手捏住手指，在稍用力拔伸的同时，做环转摇动。

（6）腰部摇法：患者端坐位，以一手压住患者肩部，另一手抱其腰部，做环转摇动（图56）。

（7）髋关节摇法：患者仰卧位，以一手抓住足跟部，另一手压住膝部，在屈髋屈膝位时，做环转摇动（图57）。

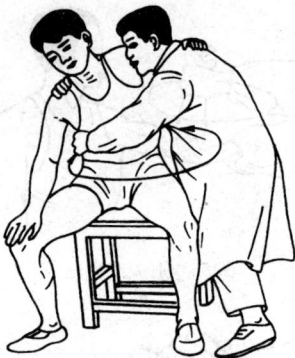

图 56　腰部摇法

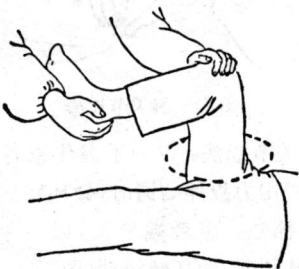

图 57　髋关节摇法

（8）膝关节摇法：患者仰卧位，以一手按住膝盖上部，另一手握住踝部，在膝关节屈曲位时，做环转摇动(图 58)。

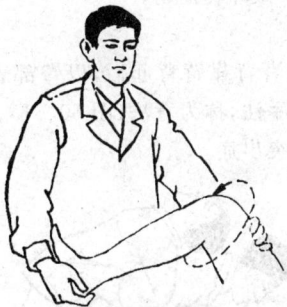

图 58　膝关节摇法

（9）踝关节摇法：患者仰卧位，以一手托住足跟上部，另一手握住足掌部，做环转摇动（图 59）。

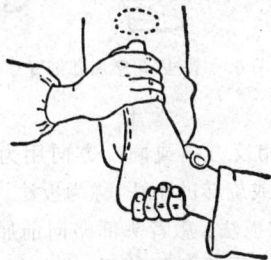

图 59　踝关节摇法

（10）跖趾关节摇法：以一手握住患者足掌部，另一手捏住足趾，做环转摇动。

2. 背法

术者将患者背靠背背起后，以臀部着力振动或摇动患者腰部的手法，称为背法（图 60、61）。多用于腰部扭伤和椎间盘突出症。

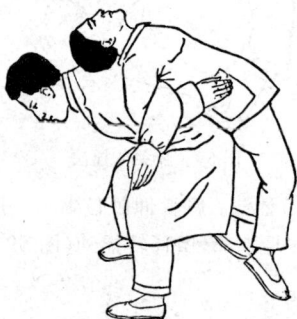

图 60　背法（弯腰屈膝挺臀）

3. **扳法**

用双手向相反方向或同一方向用力扳动肢体，使关节伸展、屈曲或旋转的手法，称为扳法。

（1）颈部斜扳法：患者头部略向前屈，术者一手抵住患者枕部，另一手托起下颌部，使头向一侧旋转至最大限度时，两手同时用力做相反方向的扳动（图 62）。

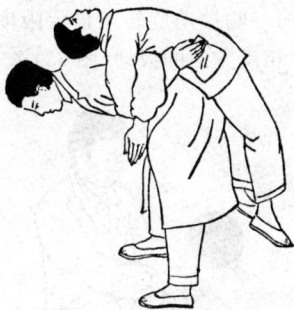

图 61　背法（伸膝抖臀）

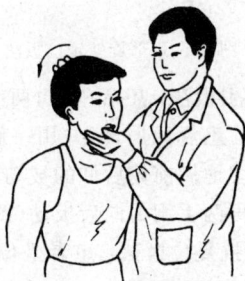

图 62　颈部斜扳法

（2）颈部旋转定位扳法：患者头部向前屈，术者用肘部托住患者下颌部，手扶住枕部，另一手拇指按住某一病变颈椎的棘突旁，余四指按于肩部，先向上牵引颈部,同时使头向一侧被动旋转至最大限度后,肘部和拇指同时用力做相反方向的扳动(图63)。

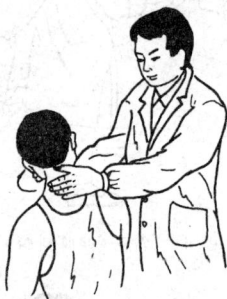

图 63　颈部旋转定位扳法

（3）扩胸牵引扳法：患者坐位,两手交叉扣置于项部,术者两手托住患者两肘部,并用一侧膝部顶住患者脊柱,使患者缓缓地做前俯后仰的被动动作,数次后,在后伸运动同时,再两手用力向后扳动(图64)。

（4）胸椎对抗复位扳法：患者坐位,两手交叉扣置于项部,术者两手从患者腋下伸入其上臂之前、前臂之后,并握住其前臂下段,同时术者一侧膝部顶住患者脊柱,嘱患者做前俯后仰动作,数次后,在后伸运动时,术者膝部向前顶按,同时双手用力向上后方扳动(图65)。

（5）腰部斜扳法：患者侧卧位,术者一手抵住患者

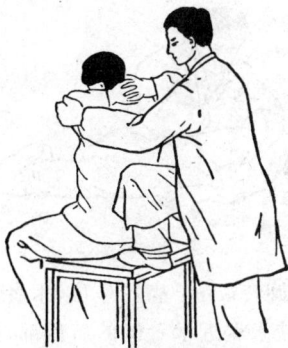

图 64　扩胸牵引扳法

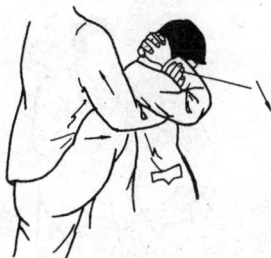

图 65　胸椎对抗复位扳法

肩部,另一手抵住臀部;或一手抵住患者肩后部,另一手抵住髂前上棘部。当腰部旋转到最大限度后,双手同时用力做相反方向扳动(图 66)。

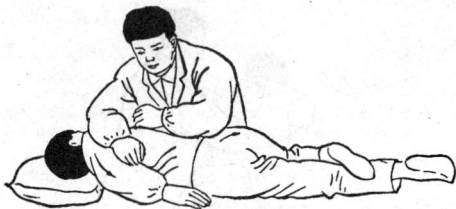

图 66　腰部斜扳扳法

（6）腰部旋转扳法：患者坐位，术者用腿挟住患者下肢，一手抵住患者近术者侧的肩后部，另一侧患者腋下伸入抵住肩前部，然后双手同时用力做相反方向扳动（图 67）。

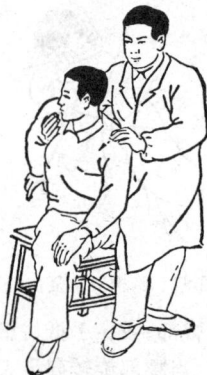

图 67　腰部旋转扳法

（7）腰部后伸扳法：患者俯卧位，术者一手托住患者双膝部，并向上缓缓提起，另一手紧压腰部，当腰后伸到期最大限度时，双手同时用力做相反方向扳动（图 68）。

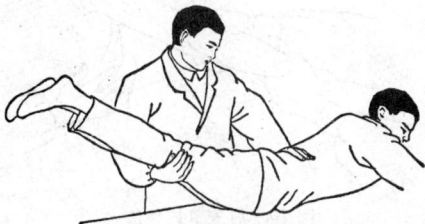

图 68　腰部后伸扳法

4. 拔伸法

固定肢体或关节的一端，牵拉另一端的手法，称为拔伸法。

（1）颈椎拔伸法：患者坐位，术者用双手拇指顶在枕骨下方，掌根托住两侧下颌角的下方，并用两前臂压住患者两肩，两手用力向上，两前臂下压，做相反方向用力（图 69）。

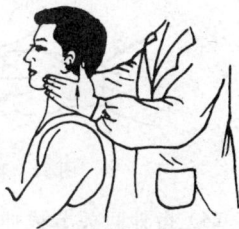

图 69　颈椎拔伸法

（2）肩关节拔伸法：患者坐位，术者用双手握住其腕和肘部，逐渐用力牵拉，助手用双手在腋下固定或嘱患者身体向另一侧倾斜，与牵引力对抗（图70）。

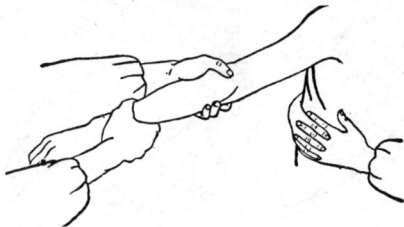

图 70　肩关节拔伸法

（3）腕关节拔伸法：术者一手握住患者前臂下端，另一手握住其手部，双手同时用力做相反方向牵拉（图71）。

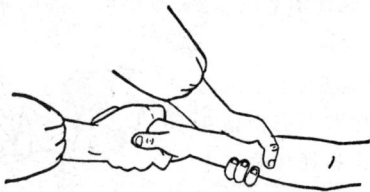

图 71　腕关节拔伸法

（4）指骨间关节拔伸法：术者一手捏住被拔伸关节的近侧端，另一手捏住其远侧端，双手同时用力做相反方向牵拉(图 72)。

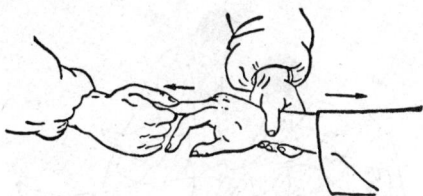

图 72　指骨间关节拔伸法

(5)腰椎拔伸法：患者俯卧位，双手抓住床头，或患者仰卧位，助手用双手抓其腋下以固定。术者双手握住两踝关节上部，逐渐用力向后牵拉(图 73)。

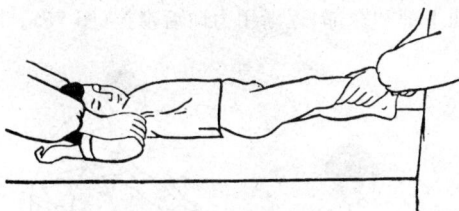

图 73　腰椎拔伸法

(6)髋关节拔伸法：患者仰卧位，助手以双手按于其两髂前上棘以固定，患者屈髋屈膝，术者一手扶其膝部，另一上肢屈肘以前臂部托住其腘窝部，胁肋部抵住其小腿,手臂逐渐用力向上牵拉(图74)。

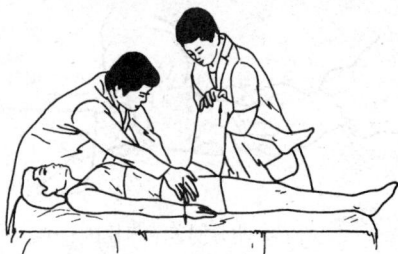

图 74　髋关节拔伸法

（7）膝关节拔伸法：患者仰卧位，助手以双手握住其一侧大腿中部以固定，患者屈髋屈膝，术者双手握住其小腿下部和踝部，逐渐用力向后牵拉(图75)。

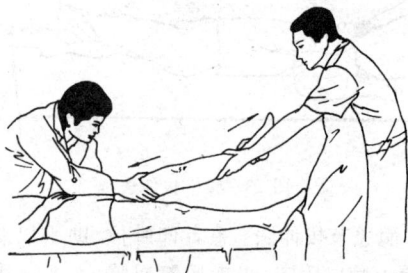

图 75　膝关节拔伸法

（8）踝关节拔伸法：患者仰卧位，术者一手握住其小腿下部，另一手握住跖趾部，双手同时用力做相反方向牵拉（图76）。

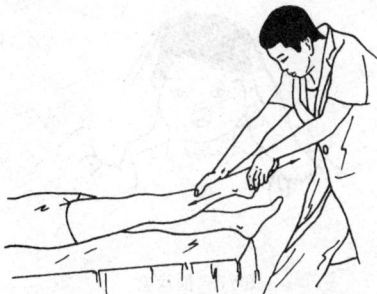

图 76　踝关节拔伸法

二、小儿推拿特定穴

小儿推拿特定穴不仅有点状，还有线状和面状，它们不归属于十四经，且以两手居多。正所谓"小儿百脉汇于两掌"。小儿推拿操作的顺序是：先头面，次上肢，再胸腹、背腰，最后下肢。

（一）头颈部

1. 坎宫

【定位】眉头（攒竹）至眉梢（丝竹空）一横线。

【手法】两拇指自眉头向眉梢分推，称推坎宫或推眉弓（图77）。

【主治】外感发热、头痛、目赤肿痛。

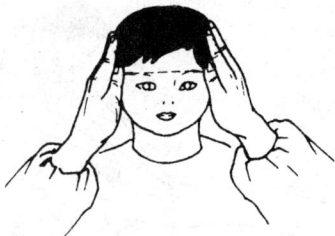

图 77　推坎宫

2. 天门

【定位】两眉中点（印堂）至前发际中点一直线。

【手法】两拇指末节罗纹面自下向上交替直推，称开天门或推攒竹（图78）。

【主治】风寒感冒、头痛、无汗、发热、惊风、烦躁不安。

3. 太阳

【定位】眉后凹陷中。

【手法】中指端或拇指端揉，称揉太阳或运太阳；向眼方向揉为补，向耳方向揉为泻。拇指桡侧由前向后直

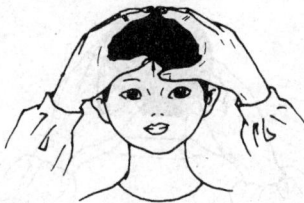

图 78 开天门

推，称推太阳。

【主治】头痛、头晕、感冒、发热、目赤肿痛。

4. 耳后高骨

【定位】耳后入发际高骨（乳突）下凹陷中。

【手法】两拇指端或中指端揉，称揉耳后高骨（图 79）。

【主治】感冒头痛、神昏烦躁。

5. 桥弓

【定位】耳后翳风至缺盆一直线。

【手法】以拇指末节罗纹面自上向下直推，称推桥弓或直推桥弓。

【主治】小儿肌性斜颈、颈项疼痛、高血压。

（二）胸腹部

1. 乳根

【定位】乳头下 0.2 寸。

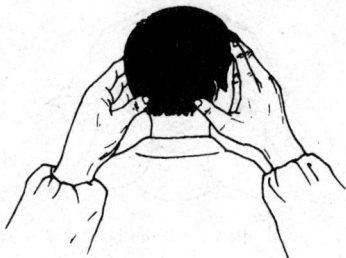

图 79 揉耳后高骨

【手法】中指端揉，称揉乳根。

【主治】胸闷、胸痛、咳嗽、痰多、呕吐。

2. 乳旁

【定位】乳头外侧 0.2 寸。

【手法】中指端揉，称揉乳旁。

【主治】胸闷、咳嗽、痰多、呕吐。

3. 胁肋

【定位】腋下两胁至天枢。

【手法】两手掌自腋下搓摩至天枢，称搓摩胁肋或按弦走搓摩（图 80）。

【主治】胸闷、腹胀、胁痛、食积、痰多。

4. 腹

【定位】腹部。

【手法】自鸠尾至神阙，向两旁分推，称分推腹阴阳

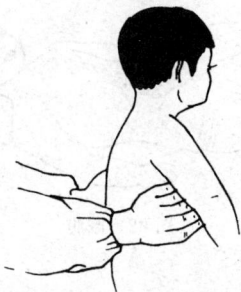

图 80 搓摩胁肋

（图 81）；掌或四指摩，称摩腹（图 82）。

【主治】恶心、呕吐、腹泻、腹胀、便秘、厌食。

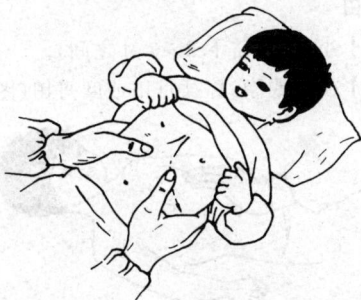

图 81 分推腹阴阳

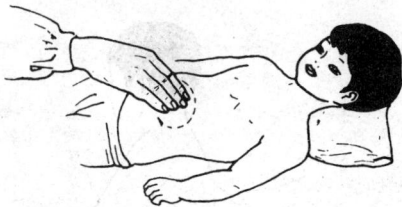

图 82 摩腹

5. **脐**

【定位】肚脐(神阙)。

【手法】指摩或掌摩,称摩脐;拇指指端或中指指端或掌根揉,称揉脐。

【主治】腹痛、腹胀、腹泻、食积、便秘。

6. **丹田**

【定位】小腹部(脐下 2~3 寸之间)。

【手法】或揉或摩,称揉丹田或摩丹田(图 83)。

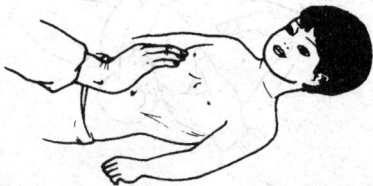

图 83 摩丹田

【主治】腹痛、疝气、遗尿、尿潴留、脱肛。

7. 肚角

【定位】脐下2寸(石门)旁开2寸大筋。

【手法】拇、示、中三指拿,称拿肚角(图84);或中指端按,称按肚角。

【主治】各种腹痛。

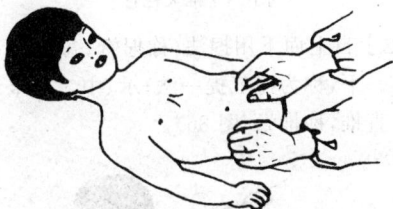

图84　拿肚角

(三) 背腰部

1. 天柱骨

【定位】后发际正中至大椎一直线。

【手法】拇指或示、中二指末节罗纹面自上而下直推,称推天柱骨(图85)。

【主治】感冒、发热、项强、恶心、呕吐。

2. 脊柱

【定位】大椎至长强一直线。

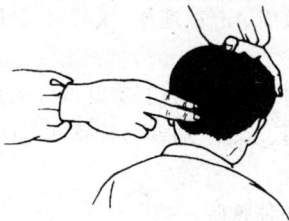

图 85　推天柱骨

【手法】自上而下用捏法，称捏脊；每捏三下再将脊背皮肤提一下，称为捏三提一法；示、中二指末节罗纹面自上而下直推，称推脊（图86）。

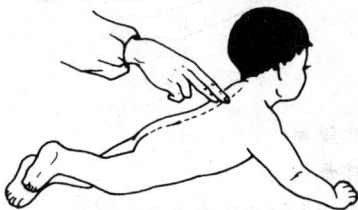

图 86　推脊

【主治】腹痛、腹泻、呕吐、便秘、发热、小儿夜啼、小儿疳积、失眠、月经不调。

3. 七节骨

【定位】第4腰椎至尾椎骨端（长强）一直线。

【手法】拇指桡侧面或示、中二指罗纹面自下向上或自上向下直推,称推上七节骨和推下七节骨(图 87)。

【主治】腹泻、发热(推上七节骨);便秘、发热(推下七节骨)。

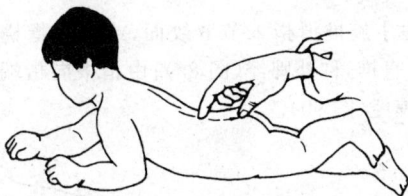

图 87 推下七节骨

4. 龟尾

【定位】尾椎骨端。

【手法】拇指端或中指端揉,称揉龟尾(图 88)。

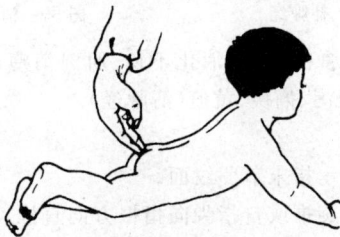

图 88 揉龟尾

【主治】腹泻、便秘。

（四）上肢部

1. 脾经

【定位】拇指末节罗纹面；或拇指桡侧缘，自指尖直至指根一直线。

【手法】旋推拇指末节罗纹面，或沿拇指桡侧缘向指根方向直推，称补脾经（图89）；由指根向指端方向直推，称清脾经（图90）。

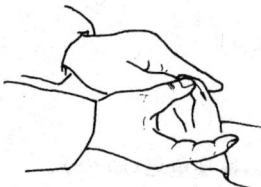 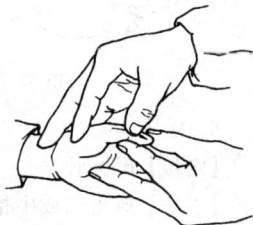

图89　补脾经　　　　　　图90　清脾经

【主治】食欲不振、消化不良、肌肉消瘦（补脾经）；恶心呕吐、腹泻、痢疾、黄疸（清脾经）。

2. 肝经

【定位】示指末节罗纹面。

【手法】旋推或自指尖向指根方向直推，称补肝经；自指根向指尖方向直推，称清肝经。肝经宜清不宜补，若肝虚应补后再清，或以补肾经代之。

【主治】惊风、抽搐、烦躁不安、五心烦热（清肝经）；肢体麻木、关节拘急不利、手足蠕动（补肝经）。

3. 心经

【定位】中指末节罗纹面。

【手法】旋推或自指尖向指根方向直推，称补心经；自指根向指尖方向直推，称清心经。

【主治】失眠（补心经）；高热神昏、面赤口疮、小便短赤（泻心经）。

4. 肺经

【定位】环指末节罗纹面。

【手法】旋推或自指尖向指根方向直推，称补肺经；自指根向指尖方向直推，称清肺经。

【主治】咳嗽气喘、虚汗怕冷（补肺经）；感冒发热、咳嗽、气喘、痰鸣（清肺经）。

5. 肾经

【定位】小指末节罗纹面。

【手法】旋推或自指根向指尖方向直推，称补肾经；自指尖向指根方向直推，称清肾经。临床上一般多用补肾经，清肾经多以清小肠经之。

【主治】肾虚久泻、多尿、遗尿、虚汗、喘息、久病体虚（补肾经）；膀胱蕴热、小便赤涩等症（泻肾经）。

6. 小肠

【定位】小指尺侧缘,自指尖至指根一直线。

【手法】自指尖向指根方向直推,称补小肠;自指根向指尖方向直推,称清小肠。

【主治】多尿、遗尿(补小肠);小便短赤不利、尿闭、泄泻(清小肠)。

7. 大肠

【定位】示指桡侧缘,自指尖至虎口一直线。

【手法】自指尖向虎口方向直推,称补大肠;自虎口向指根方向直推,称清大肠。

【主治】虚寒腹泻、脱肛(补大肠);身热腹痛、下痢赤白、大便秘结(清大肠)。

8. 肾纹

【定位】手掌面,小指第2指骨间关节横纹。

【手法】中指或拇指端按揉,称揉肾纹。

【主治】目赤肿痛、高热、手足逆冷。

9. 肾顶

【定位】小指顶端。

【手法】中指或拇指端按揉,称揉肾顶。

【主治】自汗、盗汗、大汗不止。

10. 四横纹

【定位】手掌面,示、中、环、小指第1指骨间关节横纹。

【手法】拇指甲掐揉,称掐四横纹;四指并拢从示指横纹推向小指横纹,称推四横纹。

【主治】小儿疳积、腹胀、贫血、消化不良。

11. 小横纹

【定位】手掌面,示、中、环、小指掌指关节横纹。

【手法】拇指甲掐,称掐小横纹;拇指侧推,称推小横纹。

【主治】脾经热结、口唇破烂、腹胀。

12. 掌小横纹

【定位】手掌面,小指根下,尺侧掌纹头。

【手法】中指或拇指端按揉,称揉掌小横纹。

【主治】百日咳、肺炎、口舌生疮。

13. 胃经

【定位】大鱼际桡侧赤白肉际处。

【手法】自拇指根向掌根方向直推,称补胃经;自掌根向拇指根方向直推,称清胃经。

【主治】脾胃虚弱、消化不良、纳呆腹胀(补胃经);恶心呕吐、脘腹胀满、发热烦渴、便秘(清胃经)。

14. 板门

【定位】大鱼际掌面。

【手法】指端揉,称揉板门或运板门(图91);自指根向腕横纹直推,称推板门(图92)。

【主治】乳食积滞、食欲不振或嗳气、腹胀、腹泻、呕吐。

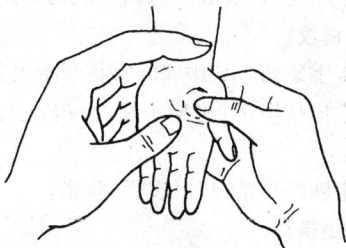

图 91　揉板门

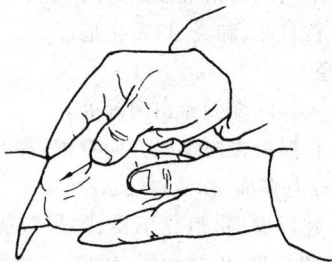

图 92　推板门

15. 内劳宫

【定位】掌心中,屈指时,中指与环指之间中点。

【手法】中指端揉,称揉内劳宫;自小指根掐运起,经掌小横纹、小天心至内劳宫,称运内劳宫。

【主治】口舌生疮、发热、烦渴。

16. 小天心

【定位】大、小鱼际交接处凹陷处。

【手法】中指端揉,称揉小天心;拇指甲掐,称掐小天心;中指尖或屈曲的指骨间关节背侧捣,称捣小天心。

【主治】目赤肿痛、口舌生疮、惊惕不安、小便短赤、新生儿硬皮病、黄疸、遗尿、水肿。

17. 内八卦

【定位】以掌心为圆心,从圆心至中指根横纹内 2/3 处为半径,画一圆圈,八卦穴即在圆圈上。对小天心者为坎卦,对中指根者为离卦,在拇指侧离至坎半圆的中点为震卦,在小指侧半圆的中点为兑卦,共八个方位即乾、坎、艮、震、巽、离、坤、兑。

【手法】拇指端自乾向坎运至兑卦,称顺运内八卦;自兑卦运至乾卦,称逆运内八卦。

【主治】胸闷、咳嗽、腹胀、食欲不振(顺运内八卦);气喘、呃逆、呕吐(逆运内八卦)。

18. 总筋

【定位】掌后腕横纹中点。

【手法】拇指按揉,称揉总筋;拇指甲掐,称掐总筋。

【主治】口舌生疮、潮热、小儿夜啼、惊风抽搐。

19. 大横纹

【定位】掌后腕横纹。近拇指端称阳池;近小指端称阴池。

【手法】两拇指自总筋向两旁(阴池、阳池)分推,称分推大横纹或分阴阳;自两旁(阴池、阳池)向总筋合推,称合阴阳。

【主治】寒热往来、烦躁不安、乳食积滞、腹胀腹泻、呕吐(分阴阳);痰结喘咳、胸闷(合阴阳)。

20. 端正

【定位】中指甲根两侧赤白际处,桡侧称左端正,尺侧称右端正。

【手法】拇指甲掐或拇指罗纹面揉,称掐或揉左端正、右端正。

【主治】水泻、痢疾(左端正);恶心呕吐、小儿惊风、鼻衄(右端正)。

21. 老龙

【定位】中指背面,距指甲根 0.1 寸。

【手法】拇指甲掐之,继而揉之,称掐老龙。

【主治】高热抽搐、急惊风。

22. 五指节

【定位】手背面,五指第 1 指骨间关节处。

【手法】拇指甲掐,称掐五指节;拇、示指揉搓,称揉五指节。

【主治】小儿惊风、胸闷、痰喘、咳嗽。

23. 二扇门

【定位】掌背面,中指指根两侧凹陷处。

【手法】拇指甲掐,称掐二扇门;拇指偏峰按揉,称揉二扇门。

【主治】风寒感冒。

24. 上马

【定位】掌背面,环指与小指掌指关节后凹陷处。

【手法】拇指端揉,称揉上马;拇指甲掐,称掐上马。

【主治】阴虚潮热、虚火牙痛、小便赤涩。

25. 威灵

【定位】掌背面,第2、第3掌骨歧缝间。

【手法】拇指甲掐,称掐威灵。

【主治】急惊暴死、昏迷不醒、头痛。

26. 精宁

【定位】掌背面,第4、第5掌骨歧缝间。

【手法】拇指甲掐,称掐精宁。

【主治】痰食积滞、痰喘、干呕、疳积、惊厥。

27. 一窝风

【定位】掌背面,腕横纹正中凹陷处。

【手法】拇指端揉,称揉一窝风。

【主治】食积或受寒所致腹痛。

28. 膊阳池

【定位】前臂后面,一窝风上 3 寸处。

【手法】拇指甲掐或指端揉,称掐或揉膊阳池。

【主治】便秘、小便短赤、感冒头痛。

29. 三关

【定位】前臂桡侧缘,阳池至曲池一直线。

【手法】拇指桡侧面或示、中指指面自腕推向肘,称推三关(图 93)。

【主治】一切虚寒病症,如四肢厥冷、面色无华、食欲不振、小儿疳积、吐泻、风寒感冒、怕冷无汗、疹出不透。

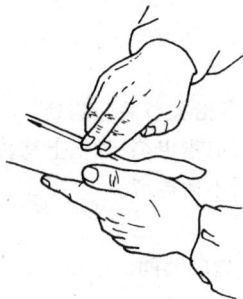

图 93　推三关

30. 六腑

【定位】前臂尺侧,阴池至小海一直线。

【手法】拇指指面或示、中指指面自肘推向腕,称退六腑或推六腑(图 94)。

【主治】高热烦渴、腮腺炎。

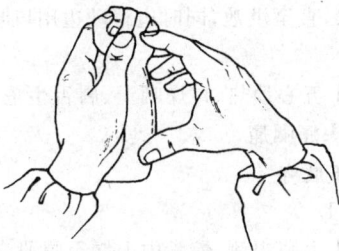

图 94 推六腑

31. 天河水

【定位】前臂前面正中，总筋与洪池（曲泽）一直线。

【手法】示、中指指面自腕推向肘，称推天河水或清天河水（图 95）；用示、中二指蘸水自总筋处一起一落弹

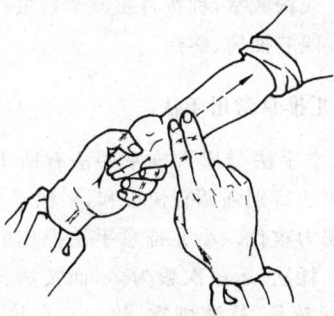

图 95 推天河水

打如弹琴状,直至洪池,同时边移动边用口吹气,称打马过天河。

【主治】五心烦热、口燥咽干、唇舌生疮、小儿夜啼、感冒发热、头痛咽痛。

(五)下肢部

1. 箕门

【定位】大腿内侧,髌骨内上缘至腹股沟一直线。

【手法】示、中指指面自髌骨上缘推向腹股沟,称推箕门。

【主治】小便不利、尿潴留。

2. 百虫

【定位】大腿内侧,髌骨内上方内侧肌肉丰厚处。

【手法】或按或拿,称按百虫或拿百虫。

【主治】四肢抽搐、疼痛。

三、小儿推拿常用手法

小儿推拿手法与成人推拿手法有所不同,由于小儿柔弱,其手法特别强调轻快柔和,平稳着实,适达病所而止,不可竭力攻伐。小儿推拿手法操作的时间,一般来说以推法、揉法、运法次数为多,而按法、捣法次数宜少,摩法时间较长,掐法则重、快、少,在掐后常继用揉法,按法和揉法也常配合应用。

（一）单式手法

1. 推法

（1）直推法：以拇指桡侧缘或拇指罗纹面，或示、中指罗纹面在穴位上做直线推动，称直推法（图 96、图 97）。该手法的频率为 300 次/min，适用于线状穴、面状穴等小儿特定穴。

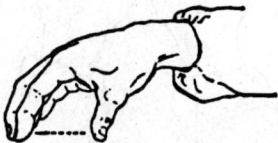

图 96　拇指直推法

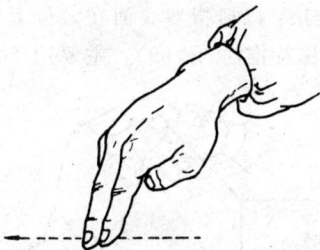

图 97　示、中指直推法

（2）分推法：以双手拇指桡侧缘或拇指罗纹面，或双手示、中、环、小指罗纹面自穴位向两旁做分向推动或

做"∧"形推动,称分推法(图 98)。该手法的频率为
200～300 次/min,适用于线状穴、面状穴等小儿特写穴
及平面部位。

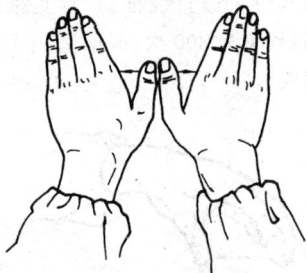

图 98 分推法

(3) 旋推法:以拇指罗纹面在穴位上做顺时针方
向旋转推动,称旋推法(图 99)。主要用于手指罗纹面

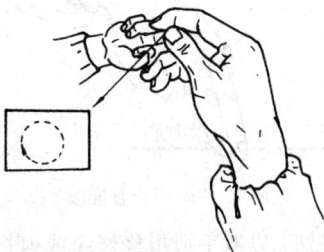

图 99 旋推法

等部位的穴位。

(4) 合推法：以双手拇指拇指罗纹面自穴位两旁向穴位中间推动，称合推法（图 100）。该手法与分推法操作相反，操作频率为 200～300 次/min。

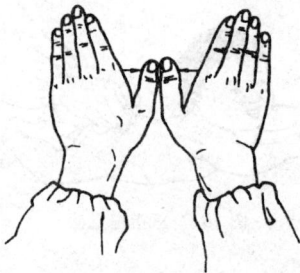

图 100　合推法

2. 运法

以拇指或中指指端在穴位上由此往彼做弧形推动，称运法（图 101）。该手法的频率为 80～120 次/min，常用于线状穴、面状穴和点状穴等小儿特定穴。

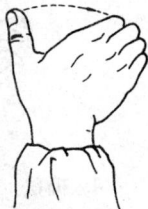

图 101　运法

3. 捏脊法

以拇指桡侧缘顶住皮肤，示、中指前按，三指相对挤压用力，并同时提拿皮肤，双手交替捻动向前；或示指屈曲，以示指中节桡侧缘顶住皮肤，拇指前按，两指相对挤压用力，并同时提拿皮肤，双手交替捻动向前（图102、图103）。主要用于脊柱两侧夹脊穴以及膀胱经第1、第2侧线上穴位。

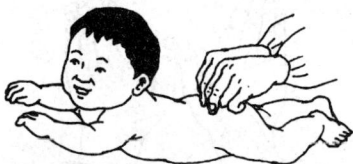

图 102　三指捏脊法

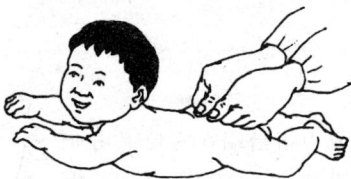

图 103　二指捏脊法

4. 捣法

以中指指端，或示、中指屈曲的指骨间关节，做有节奏的叩击方法，称捣法（图104、图105）。本法常用于点状穴。

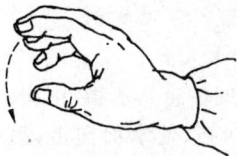

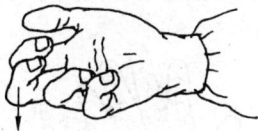

图 104　中指捣法　　　　　图 105　指骨间关节捣法

（二）复式手法

1. 双凤展翅

术者以两手示指、中指夹患儿两耳（图 106），并向上提 3～5 次后，再以一手或两手拇指端按掐印堂、太阳、听会、水沟、承浆、颊车穴，每穴 3～5 次。该法多用于治疗外感风寒、咳嗽多痰等病证。

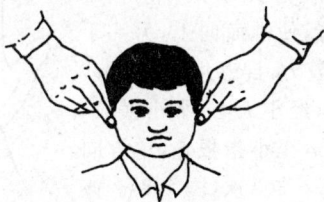

图 106　双凤展翅

2. 苍龙摆尾

术者左手托住患儿前臂，右手握住其示指、中指、环指、小指，做摇动之状，50～100 次。该法用于治疗胸闷发热、躁动不安、大便秘结等病证。

3. 运水入土

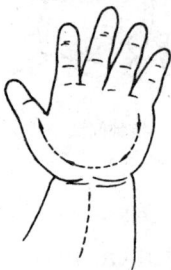

图 107　运水入土

术者握住患儿示指、中指、环指、小指四指，使掌面向上，另一手拇指桡侧缘着力，自患儿小指根起，沿手掌边缘，经掌横纹小天心，呈弧形线推运至拇指根止，单方向反复推运 100～300 次（图107）。该法用于治疗脾虚久泻、食欲不振、便秘、腹胀、厌食、疳积等虚证。

4. 运土入水

术者握住患儿示指、中指、环指、小指四指，使掌面向上，另一手拇指桡侧缘着力，自患儿拇指根起，沿手掌边缘，经小天心、掌小横纹，呈弧形线推运至小指根止，单方向反复推运 100～300 次（图 108）。该法用于治疗小腹胀满、泄泻、痢疾、大便秘结、小便赤涩等实证。

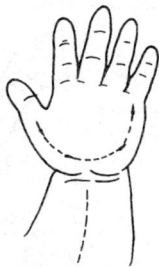

图 108　运土入水

5. 总收法

术者以左手中指掐按患儿肩井穴，再以右手拇、示、中三指紧拿患儿的示指、环指,使患儿的上肢伸直摇之,摇 20～30 次。该法用于治疗感冒、颈肩背疼痛、上肢活动不利等病证,亦可作为推拿结束手法,故称总收法。

下篇 ○ 推拿治疗

一、成人推拿治疗

（一）骨伤科疾病

1. 颈椎病

颈椎病是颈椎骨、关节、肌肉、韧带等发生病变后，压迫颈部的肌肉、神经根、椎动脉、交感神经和脊髓，出现单侧上肢或双侧上肢的部分或全部感觉、运动、腱反射、肌营养障碍，或头部供血不足，或自主神经功能障碍的综合性病症。好发于长期低头伏案工作或外感、劳累过度的患者，为中老年人的常见病、多发病。

【症状】本病由于压迫的部位不同，其临床表现不同，一般分以下五型。

（1）神经根型：脊神经根受压者，若病变在颈5以上者可见颈肩痛或颈枕痛及枕部感觉障碍；若病变在颈 5 以下者可见颈僵,活动受限,有一侧或两侧颈、肩、臂放射痛,并伴有手指麻木、肢冷、上肢发沉无力、持物坠落等症状。

(2) 椎动脉型:椎动脉受压者,可表现为颈肩痛或颈枕痛、头晕、恶心、呕吐、体位性眩晕、猝倒、持物落地、耳鸣耳聋、视物不清等症状。上述诸症常因头部转动或侧弯至某一位置时而诱发或加重。

(3) 脊髓型:脊髓受压者,可出现上肢或下肢,一侧或两侧麻木、酸软无力,颈颤臂抖,甚至出现不同程度的不全痉挛性瘫痪,如活动不便、步态笨拙、走路不稳、甚至呼吸困难、四肢肌胀力增高、腱反射亢进、出现病理反射等感觉或运动障碍。

(4) 交感型:交感神经受刺激者,可出现枕痛、头沉、头晕或偏头痛、心慌、胸闷、肢凉,或手足发热、四肢酸胀等症状,个别病人出现听、视觉异常。

(5) 混合型:在临床上,以上各型很少单独出现,最为常见的是同时存在两型或两型以上的各种症状,即混合型颈椎病。

【治疗方法】

(1) 患者坐位,术者按揉风池、天鼎、缺盆、肩井、肩中俞、肩外俞、天宗、肩髃、曲池、手三里、谷谷、小海、内关、外关、神门、合谷等穴,时间 6 min。

（2）用擦法在颈肩部、上背部及上肢处放松，操作 5～10 min。

（3）拿揉颈项部，推桥弓及肩臂部，时间 5 min。

（4）行颈项部拔伸法数次。

（5）提拿肩井穴，并反复搓肩至前臂，时间 5 min。

（6）在肩部及上背部轻轻拍打、叩击数次。

（7）可配合颈椎牵引，时间 15 min。

2. 落枕

落枕是以急性颈部肌肉痉挛、强直、酸胀、疼痛以致转动不利为主症的一种疾病。轻者四五天自愈，重者疼痛加重并可向头部及上肢放射，可延至数周不愈。多因睡卧姿势不当，或露颈当风，感受风寒之邪而发。

【症状】晨起颈项强痛，活动不利，常常固定在某一特定的姿势，或在某一位置时疼痛加重，甚则牵引背部不舒。轻者可自行痊愈，严重者可延至数周。

【治疗方法】

（1）患者坐位，术者用擦法、一指禅推法在患侧颈项及肩部治疗，配合轻缓的头部前屈、后伸及左右旋转运动，时间 10 min。

（2）用拿法提拿颈项及肩部，使肌肉放松，时间 5 min。

（3）用摇法摇动颈项数次。

（4）按揉风池、风府、风门、肩井、天宗、肩外俞、阿是穴等，时间 5 min。

（5）拿颈椎棘突两侧肌肉，时间 2 min。

（6）在肩部及上背部轻轻拍打、叩击数次。

3. 颈部扭挫伤

颈部扭挫伤是因突然扭转、直接遭受外力打击或头颈体位不正等原因而发生的急性损伤，伤后多感一侧颈项疼痛，可放射至肩背部，可出现肌肉痉挛和不同程度的功能障碍。本病多见于青壮年。

【症状】有明显的颈部扭伤史，伤后多感一侧颈项疼痛，可向肩部放射。颈部活动受限，以旋转、侧屈明显。若有关节突关节损伤者，则多有项强、头颈向健侧歪斜，呈典型斜颈外观。

【治疗方法】

（1）患者坐位，术者站其背后，一手扶患者头部，一手轻柔的推揉、拿捏颈部，由上而下反复数次，以缓解痉挛。

（2）在肩背部用擦法 2～3 min，然后提拿肩井及斜方肌数次，点按压痛点及风池、天柱、风门、大杼等穴，以酸胀为度。

（3）弹拨痉挛的肌腱数次，以解痉止痛、松解粘连。

（4）功能受限明显者，可施以颈部斜扳或旋转定位扳法。

（5）在颈项两侧推抹 2～3 min,然后施以揉法数分钟,再提拿肩井及斜方肌数次。

（6）用小鱼际侧击肩背部数分钟。

【注意事项】

（1）颈部挫伤,早期不宜施以手法治疗,以免加重伤势,宜休息 2～3 天后再进行治疗。

（2）施以手法治疗时,应尽量轻柔,采取扳法时,力求轻巧灵活,切忌粗暴蛮力。

4. 颈肩肌筋膜炎

颈肩肌筋膜炎,又称肌筋膜炎,或称肌肉风湿病,是指颈肩部位的筋膜、肌肉、肌腱、韧带等软组织的静力性损伤而发生的病变。病因多与链球菌感染或寄生虫感染及颈肩部受寒、慢性劳损等有关。

【症状】颈肩部疼痛,天气变化加重,可伴有自主神经系统症状,如肢体发凉、血压增高等。

【治疗方法】

（1）患者坐位,术者在颈椎及其两侧自上而下施以一指禅推法 3～5 遍,然后拿捏项部肌肉 3 min。

（2）用拇指点按压痛点及风池、风府、肩井、风门等穴,以酸胀为度,然后用拇指弹拨肌肉痉挛处 3～5 次,以松解粘连,缓解肌痉挛。

(3) 先使颈椎前后左右旋转活动,然后施以斜扳、侧扳、胸椎对抗扳法或旋转扳法。

(4) 擦揉项背部的斜方肌和菱形肌,反复 3～5 遍,然后拿捏斜方肌及肩井 2～3 min。

(5) 用小鱼际或空拳拳眼轻轻叩击项背部 5 min。

5. 腰椎间盘突出症

腰椎间盘突出症,又名腰椎间盘纤维环破裂髓核突出症,是以腰椎间盘退行性改变,纤维环在外力作用下破裂,髓核从损伤口突出,其突出部分和变性纤维环刺激和压迫神经根、血管或脊髓、马尾等组织引起腰痛,并伴有放射性坐骨神经痛为主症的一种疾病。好发于青壮年,男性多于女性。其病变部位多发生在腰 4、5,腰 5 骶 1 次之,腰 3、4 少见。

【症状】腰部疼痛、酸软乏力,疼痛部位固定,腰活动受限,跛行并逐渐加重,均伴有单侧或双侧下肢后侧的放射性疼痛,或下肢麻木、感觉异常,劳累或受凉后加重。

【治疗方法】

(1) 患者俯卧位,术者在患侧腰臀及下肢用轻柔的擦法、按法,时间 10 min。此法可解除腰臀部肌肉痉挛。

（2）患者仰卧位，用仰卧牵引法或机械进行骨盆牵引，时间 15 min。此法可拉宽椎间隙，降低盘内压力，从而减轻突出物对神经根的压迫。

（3）患者仰卧位，在锁骨部和髋骨部各垫一枕，助手两人抓住患者腋下和踝部对脊柱进行拔伸牵引，术者用双手有节奏地按压腰部，使腰部上下振动，时间 5 min。此法可促使突出物回纳或改变突出物与神经根的位置。

（4）患者侧卧行腰部斜扳法或旋转扳法数次。此法可调整关节突关节紊乱，从而相对扩大神经根管和椎间孔。

（5）用直腿抬高法或正坐牵拉过屈法，可松解局部组织粘连。直腿抬高法：患者仰卧位，伸直下肢，术者一手托患肢踝部，一手按膝上方，同时相向用力直腿抬高至最大限度，并按压抖动数次，反复操作 3 次。正坐牵拉过屈法：患者坐于按摩床上，术者立于患者前面，双手握住患者手腕，术者身前与患者足底之间放一枕头，术者双手用力牵拉，使患者腰部过屈，反复数次。

（6）在受损神经根部及其分布区域用擦、按、点、揉、拿等法，顺势点按腰阳关、命门、肾俞、环跳、居髎、承扶、风市、委中、阳陵泉、承山、昆仑、阿是穴等，时间 8 min。

6. 第3腰椎横突综合征

第3腰椎横突综合征是指第3腰椎棘突上附着的韧带、肌肉、筋膜损伤后刺激或压迫第3腰椎横突附近的神经、血管而引的腰臀疼痛。本病多发生在青壮年体力劳动者,其病因主要与腰部的急性扭伤和慢性劳损有关。

【症状】腰部中段单侧或双侧疼痛,腰背强直,不能弯腰和久坐、久立,严重者行走困难,常以双手扶持腰部,长时间休息可以缓解,活动则加重。

【治疗方法】

(1) 患者俯卧位,术者立于一侧,在第3腰椎横突疼痛处及其周围施按揉法5 min,放松腰部两侧肌肉。

(2) 弹拨第3腰椎处条状硬结,手法要柔和,并配合揉法以消散瘀结。

(3) 点揉或一指禅推肾俞、气海俞、大肠俞、秩边、环跳、承扶、委中、承山、昆仑等穴,时间6 min。以疏通气血,改善局部血液循环,达到消肿止痛之效。

(4) 患者侧卧行腰部斜扳法数次。

(5) 在第3腰椎处施行掌振法,约5 min。

(6) 患者坐位,术者以小鱼际擦法沿背部两竖脊肌施术,以透热为度。

7. 退行性腰椎滑脱症

退行性腰椎滑脱症是指由于腰椎退行性病变而引

起整个腰椎向前、向后或向侧方移位。以向前滑脱较为多见,多发生于第4、第5腰椎。本病多见于45岁以上的女性。其病因可能与妇女更年期后期的软组织、椎骨退变有关;也可能与长期工作姿势不当、腰椎结构发育异常,腰椎失稳造成代偿性滑脱有关。

【症状】腰背部酸痛不适,僵硬板滞,不耐久坐、久站,晨起后症状较重,活动后减轻,但过度活动或劳累后加重。急性发作时,腰痛较剧,可牵引臀部及下肢疼痛,若骨刺压迫或刺激马尾神经,可出现下肢麻木无力或感觉障碍。

【治疗方法】

(1)患者俯卧位,先在其腰臀部施以㨰法5 min,然后按揉患者腰部10 min,以放松局部张力。

(2)患者侧卧行腰部斜扳法数次。

(3)患者左右髂嵴处下压髋部约5 min。

(4)令患者收髋拱腰,缓慢爬行约5～10 min。

8. 急性腰扭伤

急性腰扭伤,俗称闪腰、岔气,是以腰部一侧或两侧剧烈疼痛,活动受限,不能翻身、坐立和行走为主症的一种疾病。多因外伤、扭转、牵拉而发生。

【症状】腰部突然剧烈疼痛,有明显的腰部扭伤史,弯腰曲背,行走不便,常有压痛点,活动受限,不能翻身、坐立和行走，甚至逐渐加重。

【治疗方法】

（1）患者俯卧位，术者用揉法在压痛点周围治疗，逐渐移至痛点，配合腰部后伸运动，时间 10 min。

（2）揉按腰阳关、肾俞、大肠俞、腰眼及阿是穴，弹拨委中、承山、昆仑，时间 8 min。

（3）沿竖脊肌方向直擦患处，以透热为度。

（4）患者侧卧行腰部斜扳法数次。

9. 腰肌劳损

腰肌劳损是指腰骶部肌肉、肌腱、韧带、筋膜等软组织慢性损伤的一种疾病。多因长期腰部姿势不良、急性腰部扭伤未及时治疗或治疗不彻底，或腰椎骶化等所致，好发于中老年人。

【症状】腰部酸痛、无力或僵硬，有明显的腰部强力运动或反复扭伤史。疼痛部位不具体，腰部活动受限，逐渐加重，劳累后加重，休息可减轻，并与气候变化有关。部分患者伴有脊柱侧弯、腰肌痉挛、下肢牵涉痛等症状。

【治疗方法】

（1）患者俯卧位，术者用揉法在腰部两侧膀胱经上反复操作，时间 10 min。

（2）揉按腰阳关、肾俞、大肠俞、腰眼、八髎、秩边等穴,以酸痛为度。

(3)直擦腰部两侧膀胱经及横擦腰骶部,以透热为度;并点按环跳、殷门、委中、阳陵泉、承山、昆仑等穴,时间6 min。

(4)拍打或叩击腰部竖脊肌数次。

10. 髂腰韧带损伤

髂腰韧带损伤是指由于各种原因所致的髂腰韧带损伤而引起的一侧或两侧髂腰部疼痛的病症。

【症状】腰部前屈或侧屈时,髂腰部疼痛加重。不耐久坐久站,晨起或过劳后加重。长时间弯腰活动,可引起慢性积累性劳损。

【治疗方法】

(1)患者俯卧位,术者站于一侧,在患侧腰骶部施以擦法3 min,然后用掌根揉法,由轻到重按揉3 min。

(2)用拇指点按压痛点,以深透为度,然后指推患侧髂腰韧带2 min。

(3)患者俯卧位,术者一手按于腰骶部,另一手托患侧大腿下1/3处,作骶部后伸扳动5～8次,并配合外展外旋运动数次;然后令患者侧卧位,施以腰部斜扳法。

(4)患者俯卧位,用掌擦患侧髂腰韧带,以透热为度。

11. 骶髂关节紊乱症

骶髂关节紊乱症是指骶髂关节损伤或错位,是由于骶髂关节内、外力学环境失衡所致的正常骨结构位置微小变化和相关软组织损伤而产生的骶髂部疼痛,甚至坐骨神经痛为特征的一种病症。是临床常见的导致腰腿痛的原因之一。多发生于青壮年妇女。

【症状】急性病例表现为坐骨神经痛,患者呈歪臀跛行,不能挺胸直腰,翻身起坐和改变体位时疼痛加剧。慢性病例上述症状略缓和,自觉腰部隐痛乏力、患肢短了一截和酸软、麻胀、怕冷。盆腔脏器功能紊乱症状,如患侧下腹部胀闷不适和深压痛,肛门急胀感,排便习惯改变,尿频、尿急,会阴部不适,阳痿,痛经等。急性期,骨盆分离与挤压试验呈阳性。

【治疗方法】

(1)患者俯卧位,在患者腰骶部、臀部、大腿后部用㨰法、四指推法以放松痉挛的肌肉,时间约 5 min。

(2)点按大肠俞、关元俞、秩边、承扶、殷门、委中及压痛点,时间约 3 min。

(3)牵引患者骶髂关节。患者俯卧位,令助手固定患者上身,术者双手握住患者足踝部,下蹲用力向下牵拉 1 min。

(4)整复骶髂关节。患者仰卧床沿,两下肢伸直,助手按压一侧下肢膝关节,术者立于另一侧,并一手握住患者足踝,一手按住膝关节,先屈髋屈膝、内收外展5～7次,再向对侧季肋部过屈膝、髋关节,趁患者不备用力下压,此时常可闻关节复位声或手下有复位感。此法适于前错位者。患者俯卧床沿,术者一手托患肢膝上部,一手压患侧骶髂关节,先缓缓旋转患肢5～7次,术者尽可能上提患肢大腿过伸,同时用力下压骶髂关节,两手相反方向扳按,此时可闻关节复位声或手下复位感。此法适于后错位者。

(5)施行腰骶部斜扳法,一手按住骶髂关节,一手扳动同侧下肢数次。

(6)拳击患侧骶髂关节处 1 min。

12. 脊柱小关节紊乱症

脊柱小关节紊乱是指因突然外力牵拉、体位变换不当、扭转等原因,导致椎骨关节突关节的解剖位置改变,而使脊柱功能失常所引起的一系列症状。本病多见于青壮年,男性多于女性。

【症状】临床根据病变部位不同,分为以下三种。

(1)颈椎小关节紊乱症:多因外伤引起,起病较急,伤后颈部疼痛,转动不便,活动时疼痛加剧,颈部酸痛无力。

(2)胸椎小关节紊乱症:患者有在突然外力作用

下过度前屈或后伸背部的受伤史,伤后出现胸背疼痛,痛连胸前,有背负重物之感,坐卧不宁,走路震动、咳嗽、喷嚏、深呼吸时均疼痛,常可伴有胆囊、阑尾、胃区的疼痛。

(3)腰椎小关节紊乱症:患者多有腰部扭伤、闪挫的病史,伤后出现腰部剧烈疼痛,轻轻移动下肢则疼痛无法忍受,腰部紧张僵硬、活动功能丧失。

【治疗方法】

(1)颈椎小关节紊乱症:患者坐位,颈部自然放松,术者行颈部旋转定位扳法1次,然后用双手指按揉风池、风府、肩井、肩贞、天宗穴3～5 min,再在颈椎两旁和肩部行擦法5 min。

(2)胸椎小关节紊乱症:患者坐位,术者用指掌按揉偏歪胸椎棘突的周围和背部肌肉3～5 min,然后以双手手指点揉夹脊穴和膀胱第1、第2侧线上穴位3～5 min,再行胸椎对抗复位扳法1次。

(3)腰椎小关节紊乱症:患者坐位,腰部自然放松,术者行腰部旋转扳法1次,然后用双手指按揉肾俞、命门、环跳、居髎、八髎、秩边、委中、承山、昆仑穴3～5 min。

13. 强直性脊柱炎

强直性脊柱炎是一种累及关节突关节、骶髂关节、椎旁韧带,最后导致整个脊柱强直、畸形的疾病。本病与遗传因素有关,好发于 20～40 岁的青壮年,男性多于女性。

【症状】最初病变在骶髂关节,以后由下而上涉及腰椎、胸椎,甚至颈椎,出现关节强硬、韧带钙化或骨化,脊柱生理弯曲畸形。早期有反复发作的腰痛、腰骶部不适感,间歇性或两侧交替出现的坐骨神经痛、下肢或腰部运动不灵便,或僵直感。

【治疗方法】

(1) 患者俯卧,上胸部及大腿分别垫 2～3 个枕头,使胸部及腹部悬空,术者站于一侧,在患者脊柱两侧膀胱经自上而下施擦法、揉法 3～5 min。

(2) 患者俯卧,点按膀胱经第 1、第 2 侧线上穴位及秩边、环跳、居髎穴 5～8 min。

(3) 患者仰卧,在髋关节及大腿根部内侧施擦法、揉法 2～3 min,然后拿揉大腿肌肉,再做髋关节被动屈伸、外展、外旋运动,以助僵直的髋关节恢复运动功能。

(4) 患者坐位,两手交叉抱于脑后,术者站其背后,以膝部抵住患者胸段脊柱,两手握住患者两肘,做向后牵引及向前俯的扩胸俯仰运动 5～8 次。进行活动时,要配合患者的呼吸运动(前俯时呼气,后仰时吸气)。

(5) 患者坐位,上身前俯,暴露腰背部,术者站于旁,用肘尖自上而下推脊柱两侧 5～8 遍。再直擦背部督脉及两侧膀胱经,横擦骶部,均以透热为度。

14. 退行性脊柱炎

退行性脊柱炎,又称肥大性脊柱炎、增生性脊柱炎、脊柱骨关节炎、老年性脊柱炎等,是中年以后以椎体边缘增生或骨刺形成为主要特征的一种慢性退行性病变。常累及负重及活动范围较大的关节,临床上以腰椎发病率较高。

【症状】早期症状是腰部僵硬酸痛,不能久坐,久坐时必须频频更换体位。晨起症状加重,稍活动则减轻,但活动稍久,尤其是在疲劳之后,症状又加重。

【治疗方法】

(1) 患者俯卧位,在腰椎两侧及臀部施以㨰法约 5 min。若有下肢牵涉痛时,㨰法沿股后面向下至小腿,同时配合下肢后抬腿活动。

(2) 按揉命门、阳关、气海俞、大肠俞、关元俞、委中、承山、阳陵泉等穴,时间约 5 min。

(3) 患者侧卧,术者站于前方用腰部斜扳法活动腰椎,左右各 1 次。有坐骨神经受压症状、斜扳后症状无明显改变者,用腰部旋转扳法或腰部后伸扳法。

(4) 若有坐骨神经受压症状者,沿坐骨神经通路施以弹拨法。

（5）患者坐位，上身前俯，两手撑于大腿，术者站于一旁，在腰椎及两侧施擦法，以透热为度。

15. 肩关节周围炎

肩关节周围炎又称漏肩风、肩凝等，是肩关节广泛性退行性病变引起肩关节和肩关节周围组织的慢性炎症反应。多因肩部受到损伤或感受风寒湿之后，关节囊及其周围组织发生慢性非特异性炎症反应而相互粘连。年龄多在 50 岁左右，故又称"五十肩"。

【症状】单侧或双侧肩关节酸重疼痛，并可向颈部及整个上肢放射，日轻夜重，手臂上举、外旋、后伸等活动受限。后期疼痛可略有减轻，但功能障碍加重，肩关节活动几乎完全丧失。

【治疗方法】

（1）患者坐位，术者用㨰、揉、拿法作用于患侧肩部和上肢部，反复操作 10 min；同时配合患肢肩关节被动的外展、外旋运动。

（2）点揉天宗、秉风、肩髃、肩髎、肩内陵、肩贞、曲池、合谷，并拿肩井穴，时间 5 min。

（3）一指禅推肱二头肌长头腱，并配合小幅度肩关节外展运动，时间 2 min。

（4）在肱骨结节间沟弹拨肱二头肌长头腱数次。

（5）在肩部行摇法、拔伸法，时间 3 min。

（6）术者站于患者健侧稍后方，用一手扶健侧肩，防止患者上身前屈；另一手握住患侧腕部，从背后将患肢向健侧牵拉，并逐渐用力，以患者能耐受为度。

（7）上肢施行抖法数次。

（8）用搓法由肩部到前臂反复搓动，时间 2 min。

【功能锻炼】

（1）弯腰摇肩：患者弯腰伸臂，做肩关节环转运动，动作由小到大，由慢到快，反复进行。

（2）体后拉手：患者双手向后，由健侧手拉住患侧腕部，渐渐向上拉动，反复进行。

（3）外旋锻炼：患者背靠墙而立，双手握拳屈肘，两臂外旋，尽量使拳背碰到墙壁，反复数次。

（4）爬墙活动：患者面向墙壁，用双手或单手沿墙壁缓慢向上爬动，使上肢尽量高举，然后再缓缓向下回到原处，反复数次。

（5）手拉滑轮：滑轮用绳索悬吊高处，患者两手握住绳的两端，以健手带动患肢，上下牵拉运动，反复数次。

16. 肩峰下滑囊炎

肩峰下滑囊炎是由于各种致病因素刺激肩峰下滑囊而引起的炎症性变化。本病多继发于肩关节邻近组织的退化和慢性炎症。

【症状】以肩部疼痛，外展、外旋活动受限和局限性压痛为主症。急性期因滑囊膨胀三角肌前缘呈圆形肿胀，晚期可出现三角肌萎缩。

【治疗方法】

（1）患者坐位，放松肩部，术者在患侧肩关节施㨰法 3 min。

（2）用拇指点按患侧肩髃、臂臑、臑俞等穴 3～5 min，由轻到重进行。

（3）术者立于患肩外侧，一手握患侧腕部，并使肩外展，自三角肌到肘关节用提拿法 5～8 遍。

（4）术者立于患者后侧，一手拇指按压患者臑俞，其余四指压在肱骨大结节处，另一手托住肘关节，作肩关节向前和向后摇动各 10 圈，摇动范围应由小到大。

（5）术者用搓揉法自肩关节到腕关节反复操作 3～5 遍。

（6）术者握住患侧腕部，做患侧上肢抖法 2 min。

17. 肱骨外上髁炎

肱骨外上髁炎又名网球肘，是因受寒、外伤挤压或长期前臂旋转活动过度，造成肌腱附着点撕脱伤，局部充血水肿、增生而引起前臂活动功能障碍的一种疾病。因好发于网球运动员而得名。

【症状】以肱骨外上髁处疼痛、酸胀为主症，日久则出现前臂和手指发麻、无力,不能旋转或不胜劳力。

【治疗方法】

(1) 患者坐位,术者用㨰法、按法、揉法和擦法从肱骨外上髁处沿前臂背面至腕背部反复施术,操作数次。

(2) 术者一手拇指点按肱骨外上髁痛点处,余四指握肘内侧;另一手抓住腕部做屈肘旋后动作数次。

(3) 拇指在痛点处反复揉按数次。

(4) 用掌根揉法和擦法在痛点处反复操作,以局部透热为度。

18. 肱骨内上髁炎

肱骨内上髁炎是指由于各种原因导致的前臂屈肌群过度牵拉,引起肱骨内上髁肌腱附着部发生撕裂,产生血肿,继之引起的无菌性炎症。肱骨内上髁是前臂屈肌总腱附着部,故又称之为"前臂屈肌总腱损伤"。

【症状】肱骨内上髁处疼痛,局部酸胀无力,疼痛可放射到前臂前面。

【治疗方法】

(1) 患者坐位,术者坐于患者患肢一侧,用轻揉㨰法从肘部沿前臂前面至腕部反复施术,重点在肘部内侧。

(2) 点按患肢曲池、手三里、小海、少海等穴 3~5 min。

(3) 拿捏患肢前臂屈肌群。

(4) 在肱骨内上髁处施以拇指弹拨法,反复数次。

（5）摇肘关节，并配合被动屈伸活动，最后用擦法擦肱骨内上髁及前臂屈肌群，以透热为度。

19. 尺骨鹰嘴滑囊炎

尺骨鹰嘴滑囊炎又称"矿工肘"，是指肘关节后侧的鹰嘴滑囊因局部撞伤或反复摩擦等机械刺激过度而引起的创伤性炎症。

【症状】尺骨鹰嘴部位呈现圆形或椭圆形、大小不一的肿块，质软，可活动，直径 1～3 cm，伴有压痛，肘部活动无明显影响，继发感染可出现局部红肿热痛、患肢无力。

【治疗方法】

（1）患者坐位，术者上下反复按揉患肢肌肉及尺骨鹰嘴部位 3～5 遍。

（2）术者一手握住患肢腕部固定，另一手拇指着力，反复点揉肘尖、曲池、天井穴及鹰嘴滑囊，以促进滑囊积液吸收。

（3）拿肱三头肌，重点在肱三头肌接近尺骨鹰嘴部的肌腱。

（4）用摇肘法，反复屈伸旋摇肘部；最后从鹰嘴部沿肱三头肌用擦法治疗，以透热为度。

20. 桡骨茎突狭窄性腱鞘炎

在桡骨下端，靠近桡骨茎突处，拇长展肌和拇短伸肌有一共同的腱鞘,该腱鞘经常发生炎症性肿胀,使腱鞘腔变窄,这种腱鞘炎称为桡骨茎突狭窄性腱鞘炎。本病女性患者多于男性,尤其多见于经常使用腕部操作的劳动者,如电脑打字员、家庭妇女、纺织女工等。

【症状】桡骨茎突处疼痛,可放射至手或肩、臂部,腕及拇指活动时疼痛加剧,拇指无力,伸拇指活动受限。

【治疗方法】

(1)患者坐位,术者一手握患手,另一手拇指和示指从前臂上端至阳溪穴做揉捏法数次。

(2)按揉阳溪、合谷、曲池、手三里、列缺、外关等穴,并着重按揉压痛点,时间约 8 min。

(3)术者一手夹持患侧拇指近端,一手握住患腕,相对用力做拇指拔伸,并同时按揉患侧阳溪穴;然后做拇指外展、内收等被动运动。

(4)患侧拇指朝上,术者双手分别握住腕关节两侧,两拇指在上向相反方向用力牵拉,并交错拧动,反复数次。

(5)搓擦第 1 掌骨背侧至前臂,以透热为度。

21. 腕关节扭伤

腕关节扭伤是指由于跌仆时手掌或手背着地,或因用力过猛,而使腕部过度背伸、掌屈或旋转,引起韧带、筋膜、肌腱扭伤或撕裂而产生一系列临床症状的疾病。

【症状】腕部肿胀、疼痛、不敢用力,活动受限,活动时疼痛加重。

【治疗方法】

(1) 患者坐位,令损伤部位向上,将腕放于垫枕上,术者以轻柔的㨰法操作 3 min,然后用拇指拿揉关节受伤处数遍。

(2) 术者用拇指点揉患侧的少海、曲池、手三里、外关、阳池、腕骨、阳溪穴 3~5 min。

(3) 术者一手握住患侧腕部上方,另一手握住手指做腕关节旋转、掌屈、背伸各数次。

(4) 术者一手握腕部,一手示指和中指夹住患者指骨间关节,令其放松,同时快速向远端牵拉,此时可听到掌指关节发出的响声,每个指关节牵拉一次。

(5) 术者一手持腕,一手拇指沿损伤组织施以轻柔的弹拨法数次。

22. 腕管综合征

腕管综合征又称腕管症候群,是由于正中神经在腕管内受到压迫所引起的手指麻木等神经症状为主症的症候群。其原因多为腕管狭窄,或腕部畸形损伤、桡骨远端骨折、月骨脱位等引起的正中神经急性或继发性受压。本病多见于中年女性,右侧多于左侧。

【症状】腕关节肌腱活动处疼痛、酸胀、乏力,甚则肿胀，日久出现手指发麻、无力，以示指、中指和环指为重，兼局部发热，反复发作，疼痛拒按，遇天气变化和受凉后加重。腕关节掌屈 90°，40 秒后可见症状加剧，甩动手指，症状可缓解。

【治疗方法】

（1）患者坐位，掌侧向上将腕部放于垫枕上，术者在患侧前臂由上到下施以轻柔的擦法 3 min。

（2）术者用一指禅推法推腕管及大鱼际处，手法宜先轻后重，时间 3～5 min。

（3）点揉曲池、大陵、后溪、鱼际等穴 3 min，并用中指及拇指做内关透外关按揉。

（4）拔伸患腕，并用摇法向各个方向活动腕关节及指关节。

（5）沿腕关节的肌腱做垂直方向的轻柔的弹拨法，然后，搓擦腕部及前臂，最后重点搓擦腕关节，以透热为度。

23. 梨状肌综合征

梨状肌综合征又名梨状肌损伤，是梨状肌因负重闪扭或受寒，导致肌肉撕裂、充血、水肿、痉挛等引起的一系列症状的一种疾病。常有明显的髋关节过度活动扭伤史。

【症状】以患侧臀部疼痛为主症，或伴有大腿后侧放射性疼痛,或下肢麻木、感觉异常等坐骨神经受压症状。

【治疗方法】

（1）患者俯卧位,术者用掌根揉腰骶臀部,并用拇指揉按环跳、环中、秩边、承扶穴,时间 8 min。

（2）用拇指与梨状肌垂直方向缓缓弹拨数次。

（3）在腰臀及下肢后面用擦法,并点按委中、承山、阳陵泉、昆仑穴,时间 8 min。

（4）腰臀部用擦法,以透热为度,然后在腰臀部拍打数次,最后牵抖双下肢数次。

24. 臀上皮神经损伤

臀上皮神经损伤,又称臀上皮神经炎,是指腰筋膜与臀筋膜纤维损伤,使纤维鞘内压力增大,卡压臀上皮神经而出现的臀部疼痛的一种病症。

【症状】臀部疼痛为酸痛、刺痛或撕裂样痛,有时下肢出现牵拉样疼痛,一般不超过膝关节。疼痛多在夜间或晨起时明显。

【治疗方法】

（1）患者俯卧位,术者用擦法、揉法在患侧腰臀部和大腿后外侧施术 5 min,以改善局部血液循环、松弛局部肌肉。

（2）屈肘用肘尖按压承扶穴 2 min。

（3）在髂嵴最高点后内侧 2～3 cm 处找到条索状硬结，施以弹拨手法数次，因病损部位表浅，故用力不宜过大。

（4）双拳叩击患侧大腿后侧 1 min。

（5）沿坐骨神经行走方向在大腿后侧施以擦法，以透热为度。

25. 退行性膝关节炎

退行性膝关节炎又名膝关节增生性关节炎、肥大性关节炎、老年性关节炎。大多是由于老年性组织变性和长期膝关节积累性慢性劳损，导致膝关节边缘增生、关节面硬化以及关节面耐压能力降低的疾病。易患于中老年人及重体力劳动者，尤以肥胖的老年妇女较为多见。

【症状】膝关节疼痛，行走不便，屈伸不利，下蹲困难，或活动突然刺痛，伴有腿软欲跌的现象。

【治疗方法】

（1）患者仰卧位，伸直患肢，术者立于患侧，掌揉髌骨上、下、左、右及膝关节两侧副韧带，时间约 5 min。

（2）患者仰卧位，术者立于下肢端，面向患者，双手拇指横放于膝眼处，顺膝关节间隙向上点揉，并适当用力做向心性推挤 15～20 次，力度由轻渐重。

（3）患者俯卧位，术者立于患侧，一手扶住小腿使膝关节屈曲,另一手拇指中等力度点揉腘窝处,并点按患肢阴陵泉、血海、足三里、涌泉等穴,以局部酸、麻、胀感为宜。

(4)患者仰卧,术者立于患者,一手握住小腿,一手托住膝关节,两手配合,使膝关节做屈伸及旋转运动,约30次。

26. 踝关节扭伤

踝关节扭伤是足踝部在行走、跑步、跳跃,或下坡、下楼梯时,踝关节跖屈位足突然内、外翻,造成踝关节内、外侧韧带损伤的一种病症。多发生内翻位扭伤造成外侧韧带撕裂。

【症状】以踝部疼痛、活动功能障碍为主症,轻者局部肿胀、压痛,重者整个踝关节肿胀,皮下瘀斑,伤足不能用力着地、严重跛行,踝关节活动时疼痛剧烈。

【治疗方法】

(1)患者仰卧位,术者点按风市、足三里、太溪、昆仑、丘墟、悬钟、解溪、太冲等穴,时间 8 min。

(2)由上而下在小腿及局部疼痛周围施以揉法和摩法,时间 5 min。此法可活血化瘀,消肿止痛。损伤急性期(24～48 h),手法要轻柔;恢复期手法可稍重。

(3)踝关节牵引摇摆法:术者右手紧握患者足趾并向上牵引,先外翻以扩大踝关节内侧间隙,同时以左手示指压入间隙内,然后仍在牵引下内翻足部,扩大踝关节外侧间隙,以拇指压入关节间隙内,使拇、示指夹持踝关节,右手在牵引下将患足左右轻轻摇摆,内翻、外翻1~2次。然后足背屈、跖屈,同时夹持踝关节的示指、拇指下推上提两踝,即背屈时下推,跖屈时上提。此法只用于血肿肌化,产生粘连,踝关节功能受损的患者。

(4)踝关节理筋法:患者仰卧位,术者一手握跟腱部,一手握前足前部,嘱患者放松踝部,先予拔伸跖屈,然后作突然背屈动作,最后外翻、内翻足,反复操作数次。此法用于肌痉挛、关节粘连的患者。

(5)疼痛局部施行轻度摩法、擦法,以透热为度。

27. 颞下颌关节脱位

颞下颌关节脱位又称下颌关节脱位,俗称"掉下巴",是指下颌骨的下颌头经关节结节向前下方脱出下颌窝。多发于中老年人及体质虚弱者,或因张口大笑、撕咬大骨头所致。

【症状】口呈半开状,不能自动开合,语言不清,咬食不便,吞咽困难,口涎外流。单侧脱位者,口角歪斜,颏部向前突出,并向健侧倾斜,患侧低于健侧。双侧脱位者,下颌松垂,颏部突向前下方,上下齿列不能能咬合,下齿前突出于上齿列之前。

【治疗方法】

（1）患者坐位，术者先点按角孙、耳门、下关、颊车、翳风穴，8～10 min，以放松关节周围肌肉。

（2）口内复位法：患者坐位，用无菌纱布条包缠术者双拇指，接着术者双拇指伸入患者口腔内，指尖尽量置于下颌第 3 磨牙上，其余手指放于两侧下颌骨下缘，两拇指先上下摇晃下颌数次，然后向前下按压以拔伸颞下颌关节，然后用力将下颌骨向后上送入，当听到弹响声，说明复位成功。

（3）点穴复位法：患者坐位，术者双手拇指置于患者下颌骨髁突前缘（即下关穴），用力由轻到重，向后向上压挤髁突，至患者下颌部酸麻、口内流涎时，术者用另一手托住下颌体，向上用力送入，即可复位。

28. 胸胁屏伤

胸胁屏伤是指胸部岔气屏伤，以胸部板紧掣痛、胸闷不舒为主症的一种疾病。多因外伤、暴力撞击或挤压，但又不足引起肋骨骨折，而致胸壁肌肉的撕裂伤、痉挛或肋椎关节半脱位及滑膜嵌顿。

【治疗方法】

（1）患者坐位，术者点按章门、期门、大包、膻中、日月、肺俞、心俞、内关、支沟等穴，时间 6 min。

（2）掌揉、擦或摩胸胁部及肩背部数次。

（3）牵臂扩胸法：患者坐位，术者一手握住患侧肘部，另一手握住手背部，双手向上用手牵拉上肢，使胸肋部肌肉有牵拉感，反复操作二三次。此法用于胸胁部疼痛者。

（4）呼吸扳法：患者坐位，术者膝关节屈曲顶在患者后背相应部位，两手扳肩，让患者吸足气；当患者呼气时，膝关节用柔和均匀、有节律的向前顶推，双手并用力向后扳，可反复操作 3～5 次。此法用于背及前胸疼痛者。

29. 肩关节脱位

肩关节脱位是指肱骨头向前下方脱出肩胛骨的关节盂。好发于 20～50 岁男性。根据脱位的时间与复发次数，分为新鲜、陈旧和习惯性 3 种；按脱位后肱骨头的位置，可分为前下脱位和后下脱位两种。前下脱位较常见，又可分为喙突下、盂下、锁骨下 3 种。手法复位主要用于新鲜的肩关节脱位。

【症状】肩部疼痛肿胀，功能障碍，肩关节上方失去正常的圆形隆起，肩峰下方空虚，呈"方形肩"畸形，并弹性固定于肩外展 20°～30°位置。

【治疗方法】

（1）外展牵引法：患者仰卧位，助手用宽布带绕腋下向上牵引，术者一手握患肢前臂并使肘关节屈曲

90°,另一手握上臂远端稍外展并牵引 1～2 min 后,将上臂外旋,再逐渐内收、内旋,如听到肱骨头滑动复位的响声,说明复位成功。

(2)拔伸足蹬法:患者仰卧位,术者足跟置于患者腋窝内,用双手握住腕部,在肩关节外旋、外展的位置上,手拉与足蹬同时用力,沿患肢纵轴缓缓牵引拔伸 1～2 min 后,将患肢内收、内旋,利用足跟为支点的杠杆作用,将肱骨头挤入关节盂内。

(3)肩关节复位后,将上臂置于内收、内旋、肘关节屈曲 90°的功能位,然后用三角巾悬吊于胸前固定 2～3 周。

30. 肘关节脱位

肘关节脱位是最常见的脱位之一,多见于青少年。可分为前脱位和后脱位两种,以后脱位最常见。无论直接或间接暴力,肘关节过伸,鹰嘴尖端冲击鹰嘴窝,产生有力的杠杆作用,形成肘关节后脱位,可合并内外侧方移位。当暴力直接打击屈曲的肘关节后方,可将尺骨鹰嘴推移至肱骨的前方,形成肘关节前脱位,多合并鹰嘴骨折。

【症状】后脱位者,肘关节疼痛肿胀,活动功能障碍,肘关节呈弹性固定在 45°位置;前脱位者,肘关节疼痛肿胀,活动功能障碍,肘关节呈障碍性固定于伸直位。

【治疗方法】

(1) 肘关节后脱位：患者坐位，助手握患肢上臂，术者一手握患肢前臂做对抗牵引，另一手拇指按住肱骨下端向背侧加压，令患者肘关节屈曲90°，术者用膝关节、足跟或腰固定患肢上臂，着力点肘窝部，双手拔伸前臂做对抗牵引和顶压，即可复位。

(2) 肘关节前脱位：肘关节于半伸直位，两助手对抗牵引，术者双手拇指由肘前用力向背侧按压尺、桡骨上端，余指由肘后抵住肱骨下端向上向前提，使尺骨鹰嘴回纳到肱骨滑车的后方。

(3) 肘关节复位后，屈肘90°，用石膏托或托板固定，然后用三角巾悬吊于胸前固定2～3周。

(二) 内科疾病

1. 头痛

头痛是以头部疼痛为主的一种自觉症状。多见于各种急慢性疾病中，如感冒头痛、高血压头痛、偏头痛、血管神经性头痛等。

【症状】主要表现为反复发作的头痛，起病急者多剧烈头痛，痛无休止，有时伴恶心、呕吐、眩晕等症状；慢性者多绵绵作痛，时痛时止，遇劳发作，经休息可自行缓解。

【治疗方法】

(1) 患者坐位或仰卧位，术者以双手拇指交替用推法由印堂经神庭至百会,往返 3～4 次;顺势点按这些穴位,以酸胀为度。

(2) 以双手拇指用推法由印堂经鱼腰至太阳,往返 3～4 次;顺势点按这些穴位,以酸胀为度。

(3) 以双手拇指用推法由神庭经头维至率谷、翳风,往返 3～4 次;顺势点按这些穴位,以酸胀为度。

(4) 患者取坐位,术者以三指拿揉项肩部,往返 3～4 次;顺势点按风府、风池、天柱、肩井穴,以酸胀为度。

2. 失眠

失眠又称不寐,是指经常不能获得正常的睡眠而言。轻者入眠困难,或眠而不酣,时寐时醒,醒后不能再寐;重者彻夜不眠,常伴有头痛、头晕、心悸、健忘等症状。多见于神经官能症、围绝经期综合征、素体虚弱或慢性疾病者。

【症状】有的是初睡困难,至半夜或天明始能入睡;有的是初睡时不困难,易入睡,至半夜醒后不能再睡;有的是睡后不久即醒,时时中断,或入睡不熟,似睡非睡,第 2 天不能恢复精力,影响正常工作。

【治疗方法】

(1) 患者俯卧位,术者在背腰部督脉及膀胱经上施行揉、擦法,往返 5～6 次;顺势点按心俞、膈俞、肝俞、脾俞、胃俞、肾俞,以酸胀为度。

（2）患者仰卧位，术者在胸腹部任脉及胃经上施行揉、按法，往返 3～4 次；顺势点按膻中、中脘、天枢、气海、关元，以酸胀为度。

（3）患者坐位，术者以双手拇指交替用推法由印堂经神庭至百会；往返 3～4 次，顺势点按这些穴位，以酸胀为度。

（4）以双手拇指用推法由印堂经鱼腰至太阳，往返 3～4 次；顺势点按这些穴位，以酸胀为度。

（5）用拇指点揉风池、内关、神门、足三里、涌泉，时间约 5 min。

3. 高血压

高血压是以动脉血压升高为主要表现的一种常见慢性疾病。在安静时血压如经常超过 140/90 mmHg，就是高血压。原发性高血压一般与神经中枢活动障碍、精神过度紧张、精神刺激和遗传等因素有关。继发性高血压可由泌尿系统疾病、内分泌疾病、心血管疾病及颅内压增高等引起。

【症状】病程早期多数患者可无症状，在劳累、精神紧张或情绪波动时血压可升高，休息后可降低，有症状者可表现为头晕、头胀痛、耳鸣眼花、失眠、健忘、注意力不集中、神疲乏力、四肢麻木等，严重者可有眼结膜下出血、鼻出血、月经过多等，病程后期血压持续高水平，可出现心、脑、肾、眼底损害及功能障碍。

【治疗方法】

（1）患者坐位，术者以双手拇指交替用推法由翳风经桥弓至缺盆，先推左侧，后推右侧，时间约 3 min。

（2）以双手拇指交替用推法由印堂经神庭至百会，往返 3～4 次；顺势点按这些穴位，以酸胀为度。

（3）以双手拇指用推法由印堂经鱼腰至太阳，往返 3～4 次；顺势点按这些穴位，以酸胀为度。

（4）在头侧胆经循行部位施行扫散法，每侧 20～30 次。

（5）在前额及面部施行抹法，同时点按角孙、睛明、太阳穴，时间约 5 min。

（6）自风府向下沿督脉至大椎施行一指禅推法，同时按拿百会、风府、风池、肩井，时间约 5 min。

（7）点按角孙、曲池、合谷、阳陵泉、足三里、三阴交、太溪、太冲、涌泉，时间约 5 min。

4. 感冒

感冒由病毒或细菌引起的上呼吸道炎症，四季皆可发生，以冬春两季为多见。多在气候骤变或机体抵抗力下降时患病。感冒分普通感冒和流行性感冒，后者病情重，往往呈流行性。感冒若不及时治疗，可发展为其它病，如气管炎、肺炎、心肌炎、肾炎等。

【症状】起病多较急,以上呼吸道局部症状为主,表现为鼻塞、流涕、喷嚏、咽痒、咽痛、咳嗽、少量咳痰、头痛、周身酸痛乏力、怕冷、发热等。流行性感冒常以高热畏寒、咳嗽、咳痰、胸痛为主症。

【治疗方法】

(1) 患者坐位或仰卧位,术者指按印堂、攒竹、迎香、太阳、百会穴约 5 min,并抹前额 3～5 遍。用分推法推前额、眼眶上下及两侧鼻翼 5～8 遍。

(2) 患者坐位,术者用五指拿法自前额发际处至风池处,反复 3～5 遍。

(3) 患者坐位,术者用拇指、示指在风池穴上作拿法,再缓慢向下移动拿颈项两侧直至颈根部,反复 8～10 遍。

(4) 患者坐位或俯卧位,在双侧肺俞和定喘穴用一指禅推法结合按揉法,时间 3 min。

(5) 掌擦大椎穴及背部膀胱经,以透热为度。

5. 眩晕

眩指眼花,晕指头晕,两者常同时并见,故统称眩晕。多见于高血压、脑动脉硬化、贫血、神经官能症、内耳眩晕症及脑部肿瘤等。

【症状】发作前有耳鸣或听力减退,轻者闭目即止,重者如坐舟车、旋转不定、站立不稳,伴有恶心呕吐、汗出、甚则晕倒。

【治疗方法】

（1）患者坐位或仰卧位，术者以一指禅推百会 2 min，推面额 3～5 次，然后指揉印堂、攒竹、鱼腰、四白、太阳等穴 3 min。

（2）自前额发际处至风池穴处做五指拿法，反复 3～5 遍，行双手扫散法 1 min，用指尖击前额至头顶，反复 3～5 遍。

（3）患者仰卧位，以一指禅推法推膻中、气海、关元穴 3 min，并逆时针摩腹 3 min。

（4）患者俯卧位，用一指禅推法在项部膀胱经、督脉上下往返操作 3 min，并拿风府、风池、项部两侧肌肉、肩井，时间约 5 min。

（5）在项部、肩部、上背部施以擦法，约 2 min。

6. 冠心病

冠心病即冠状动脉粥样硬化性心脏病，是指冠状动脉壁形成粥样斑块，使血管腔狭窄或梗塞，导致心肌缺血缺氧而引起的心脏病。本病多发生在 40 岁以上，男性多于女性，脑力劳动者居多。

【症状】最初可表现为心绞痛，主要症状为胸闷、心悸，阵发性胸骨后、心前区疼痛，可放射至左肩、左前臂内侧达环指与小指。患者可有濒死感，一般 1～5 min

可自行缓解。发作常由劳累、情绪激动、受寒或饱餐诱发。病情发展可引起心肌梗死，疼痛部位和性质与心绞痛相似，但多发生于安静时，程度更剧烈，持续时间可达数小时或数天，可并发心力衰竭、心律失常及休克。

【治疗方法】

（1）患者仰卧位，术者双手交替在胸部做横摩法3 min后，用双手指腹在胸部由上到下做推法2 min，然后顺肋骨做分推法2 min。

（2）在胸部和心前区做揉法3 min，并着重揉膻中2 min，然后在胸部任脉上做按法3 min。

（3）患者俯卧位，术者掌推脊柱两侧10次，然后用手掌根部在背部的肩胛骨内侧做揉法2 min，以左侧为重点；指按心俞、厥阴俞3 min；掌擦背部，以透热为度。

（4）患者坐位，术者在其上肢部做揉法，从腕关节至肩关节，上下反复10次。

（5）点按内关、神门穴3 min。

7. 心悸

心悸是指自觉心中悸动、惊惕不安、时作时止为主要表现的一种病症。常见于心律失常、心脏神经官能症、冠心病、甲状腺功能亢进、贫血等疾病。

【症状】自觉心跳、心慌，时作时止，并有惊惕易恐、坐卧不安、多梦易醒，常伴有面色苍白、胸闷气短、眩晕、喘促、晕厥等症状。

【治疗方法】

（1）患者坐位，术者用一指禅推法自上而下推桥弓3 min，然后按揉风池、百会穴 3 min。

（2）患者俯卧位，用一指禅推法推背部膀胱经数次，并按揉心俞、肺俞、膈俞 3 min

（3）患者仰卧位，术者揉膻中 3 min，摩中府、云门2 min。

（4）按揉双侧内关、神门 3 min，并令患者深呼吸。

8. 胃脘痛

胃脘痛又名胃痛，是以上腹部经常发生疼痛为主症的一种消化道疾病。多见于胃炎、胃溃疡、胃痉挛、胃肠神经官能症及其它疾患。

【症状】上腹部胀痛或隐痛，或有烧灼感、无局限性压痛，食后疼痛加剧，嗳气后觉舒，反酸，恶心呕吐，食欲不振。

【治疗方法】

（1）患者仰卧位，术者在其上腹部施行摩法，时间5～10 min。

（2）一指禅推中脘、梁门，按揉天枢、气海、梁丘、足三里，时间 5～10 min。

（3）患者俯卧位，术者沿膀胱经从大杼至三焦俞用一指禅推法，往返 4～5 次，然后按揉肝俞、脾俞、胃俞、三焦俞 5 min。

（4）患者坐位，术者拿肩井数次，搓肩臂，以透热为度。

9. 慢性胆囊炎

慢性胆囊炎是一种常见的胆囊疾病，常可引起右上腹疼痛、不适，消化不良或黄疸等症状。大多由急性胆囊炎迁延而成，亦可发病即为慢性。以中年女性发病较为多见。

【症状】右上腹常呈隐痛或钝痛，进食脂肪后加重，可伴有腹胀、嗳气、黄疸、口苦咽干、饱闷不舒、便秘等症状。

【治疗方法】

（1）患者坐位或俯卧位，术者点按患者背部膈俞、肝俞、胆俞及压痛点，时间 5 min，刺激量应稍大。

（2）先用一指禅推法在背部膀胱经操作约 3 min，然后用擦法操作，以透热为度。

（3）患者仰卧，点揉左右期门及章门 3 min，然后擦两侧胁肋部，以透热为度。

（4）摩揉上腹部 5 min，以两手大鱼际沿两肋下缓缓分推 10 次左右。

（5）点按阳陵泉、胆囊、太冲、足三里、三阴交等穴

5 min;擦小腿前外侧,以透热为度。

10. 呃逆

呃逆是一种不自主的膈肌间歇性收缩痉挛所致,是由于突然吸气膈肌产生阵发性痉挛,声门突然关闭而产生呃声的一种病理性呼吸反射。大多可以自愈,若持续不断则需要治疗,若出现于急慢性疾病之严重阶段,则为疾病转变危重的预兆。

【症状】突然发病呃声不断,呈阵挛性,短促而频,持续时间长短不一,有的长达数小时,甚至影响说话及睡眠,如为神经性的,则转移注意力或睡眠后可停止。

【治疗方法】

(1)患者俯卧,术者用手掌在背部膀胱经自上而下推数次,然后用拇指压或按揉肩井、膈俞、胃俞及脾俞5 min。

(2)患者仰卧,用力点按攒竹 2 min;按揉缺盆穴,以酸胀为度。

(3)用拇指点按第 4 颈椎旁开 1 寸的膈神经走行起始部,时间 2 min。

(4)以中脘穴为重点,用摩法在腹部顺时针操作5 min。

(5)掌根按揉膻中 2 min,然后两手重叠以手掌根部重按膻中 5 min,直至膈肌痉挛停止,呃逆消失。

11. 腹泻

腹泻又称泄泻,是指排便次数增多,粪质稀薄,甚至泻出如水样而言。严重者可引起脱水与酸中毒等并发症。本病一年四季皆可发生,但以夏秋两季为多见。

【症状】大便次数增多,日排数次多超过 3 次以上,可伴腹痛,粪便不成形,呈溏软或稀水样,可带黏液或脓血或含大量脂肪。

【治疗方法】

(1) 患者仰卧,术者从中脘至气海、关元施以一指禅推法,操作时应沉着缓慢,反复 5～8 次;然后用手掌绕脐部顺时针摩腹 5 min。

(2) 点按气海、天枢、中脘、关元穴 3 min。

(3) 患者俯卧,术者沿脊柱两侧推腰背部,往返 10 次。

(4) 按揉脾俞、胃俞、大肠俞、长强穴 3 min。

(5) 在患者左侧背部施以擦法治疗,以透热为度。

(6) 用拇指拨胫骨前肌数次,并点按足三里、阳陵泉 3 min。

12. 便秘

便秘是指大便秘结不通,排便时间延长,或虽有便意,而排便困难的一种病症。多见于老年患者。

【症状】排便次数减少,粪便干燥坚硬,量少或呈栗子状,排便艰难,有时粪块卡于肠间,而少量粪汁自粪块间隙流出形成假性腹泻。少数患者粪便不干燥,但排出困难,可兼有腹胀、腹痛、嗳气、食欲减退等症状。

【治疗方法】

（1）患者仰卧位,术者用一指禅推中脘、天枢、大横穴 3 min;然后顺时针绕脐摩腹 10 min。

（2）患者俯卧位,术者沿膀胱经自肝俞至八髎施以擦法,时间 5 min;然后按揉肾俞、大肠俞、八髎、长强、支沟、足三里穴 5 min。

13. 癃闭

癃闭是以排尿困难,甚至小便闭塞不通为主的一种疾病。其中小便点滴而下,病势较缓者,称为"癃";小便闭塞,点滴不通,病势较急者称为"闭"。本病按其病理变化可分为阻塞性和非阻塞性,推拿疗法对非阻塞性疗效较好。

【症状】小便短涩,点滴而下,小腹坠胀不舒;或小便突然闭塞不通,小腹膨隆,胀急欲死,可伴呼吸急促、神昏烦躁、食欲不振、神疲乏力等症状。

【治疗方法】

（1）患者俯卧位,术者用掌根分别按揉腹部两侧及骶部 5 min,然后用肘尖揉点肾俞、关元俞、膀胱俞、八髎穴 3 min,手掌横擦腰部,以透热为度。

（2）患者仰卧，顺时针摩小腹 5 min，用拇指点揉气海、关元、中极、水道穴 3 min。

（3）用手掌按压膀胱隆起处，并带有振颤压力，使膀胱发胀有排尿感。

14. 中风后遗症

中风后遗症是指患者一侧肢体瘫痪，或伴有口眼歪斜、舌强语涩等症状的一种疾病。多数为中风（脑血管意外）引起的后遗症，好发于老年患者。

【症状】以一侧上、下肢瘫痪无力，肌肤麻木不仁，口眼㖞斜，舌强语謇，言语不利，反应迟钝，口角流涎为主症。初期肢体软瘫无力，后期肢体逐渐出现痉挛僵硬，久之发生肢体废用性强直、挛缩，甚至肢体畸形和功能丧失。

【治疗方法】

（1）患者坐位，术者以双手拇指用抹法由印堂经鱼腰至太阳，往返 3～5 次；在头侧胆经循行部位施行扫散法，每侧 20～30 次；配合按揉睛明、太阳、角孙、百会、风池等穴 5 min。

（2）患者俯卧位，术者在脊柱两侧、臀部、股后部、小腿后部，自上而下用擦法 2～3 次；配合点按天宗、肝俞、肾俞、环跳、委中、承山、太溪穴 5 min。

（3）患者仰卧位，术者捏拿患侧上肢手三阳经、手三阴经,往返 3～5 次;自患侧上臂内侧至前臂内侧面施行㨰法,往返 3～5 次;配合肩、肘、腕、指关节的被动运动,然后点按肩髃、肩髎、肩内陵、曲池、手三里、合谷穴,时间 10 min。

(4) 患者仰卧位,术者自患侧髂前上棘经大腿前面至踝关节、足背施行㨰法,往返 3～5 次;配合髋、膝、踝、趾关节的被动运动,然后点按伏兔、风市、膝眼、足三里、阳陵泉、解溪、太冲穴,时间 10 min。

15. 面瘫

面瘫又称面神经炎、面神经麻痹,是因面部感受风寒或局部病毒感染引起面神经肿胀、炎症,造成面肌瘫痪的一种病症。有周围性和中枢性面瘫之分,本节仅介绍周围性面瘫的推拿治疗。

【症状】患侧额纹消失、不能皱眉,眼睑不能闭合、露睛流泪,鼓腮漏气,鼻唇沟变浅,嘴巴歪向健侧为主症。

【治疗方法】

(1) 患者坐位,术者用手掌揉按患侧前额部额肌,然后点揉太阳、风池、翳风,时间 5 min。

(2) 指揉患侧眼轮匝肌,点揉印堂、攒竹、睛明、鱼腰、丝竹空、瞳子髎、承泣、四白穴,时间 5 min。

(3) 指揉患侧面颊部颊肌,点揉颧髎、大迎、下关、牵正、颊车穴,时间 5 min。

(4) 指揉口轮匝肌,点揉人中、迎香、地仓、承浆,时间 5 min。

(5) 掌揉患侧颞部颞肌,点揉率谷、角孙,时间 5 min。

(6) 由内侧向外侧抹擦患侧整个面部及耳后部,以透热为度;然后点按双侧合谷、肩井穴 3 min。

(三)**妇科疾病**

1. **痛经**

痛经是指妇女行经前后或行经期间,出现小腹及腰部部疼痛,甚至剧痛难忍,或伴有面色苍白、头面冷汗淋漓、手足厥冷、恶心呕吐等症的一种妇科疾病。痛经又有原发性和继发性之分,前者是指生殖器无器质性病变的痛经,多见于青少年女性;后者系指由于盆腔器质性疾病所致,如子宫内膜异位症、盆腔炎或宫颈狭窄等。

【症状】行经前后或经期,小腹部胀痛,或阵发性剧痛,或痉挛性疼痛,腰骶酸困,伴随月经周期反复发作。大多伴有乳房胀痛、经行不畅、经色紫暗,严重者腹痛剧烈,伴面色苍白、冷汗淋漓、恶心呕吐等。

【治疗方法】

(1) 患者仰卧位,术者用摩法按顺时针方向在小腹部施术,时间 5～10 min;然后按揉气海、中极、关元、子宫穴 3 min。

(2)患者俯卧位,术者用㨰法在腰骶部施术,时间 5 min;然后用一指禅推或点按肾俞、腰阳关、大肠俞、八髎,以酸胀为度;再在腰骶部用擦法施术,以透热为度。

(3)直擦背部督脉及横擦左侧背部,以透热为度;然后按揉中脘、脾俞、胃俞、足三里穴 3 min。此法用于经期或经后小腹绵绵作痛之痛经患者。

(4)直擦背部督脉及横擦腰部,以透热为度;然后按揉章门、期门、肝俞、膈俞、血海、三阴交穴 5 min。此法用于经前或经期小腹疼痛剧烈之痛经患者。

2. 闭经

闭经是指女子年逾 18 周岁,月经尚未来潮,或曾来而又中断达 3 个月以上者。前者为原发性闭经,后者为继发性闭经。妊娠期、哺乳期、绝经期的停经,是属生理现象。先天性无子宫、无卵巢、无阴道或处女膜闭锁及部分由于器质性病变所致的闭经,均非推拿所能治疗。

【症状】月经超龄不至,或过期不来,可伴腰背胀痛,严重者可有头晕、失眠、毛发脱落等症状。

【治疗方法】

(1)患者仰卧位,术者用摩法按顺时针方向在小腹部施术,时间 5～10 min;然后按揉气海、中极、关元、子宫穴 3 min。

（2）患者俯卧位，在腰部脊柱两旁施以一指禅推法，重点放在肝俞、脾俞、肾俞；或在腰部脊柱两旁施以擦法，然后再按揉上述穴位，时间 10 min。

（3）患者仰卧位，用双手掌根部推下肢内侧足三阴经，自上而下约 10 次；再用双手掌揉下肢内侧面，自上而下约 10 次；按揉血海、三阴交、足三里穴 5 min。

3. 月经不调

月经不调是指月经周期紊乱，并伴经色、经量、经质的改变。主要有月经先期、月经后期、月经先后不定期等。

【症状】月经周期和经期的紊乱，月经时多时少，经质时稀时稠，颜色不正常，常伴有小腹胀满、腰部酸痛、头晕心悸、夜寐不安、精神疲乏等症状。

【治疗方法】

（1）患者仰卧位，术者用手掌顺时针摩少腹 5～10 min，然后点揉中极、关元、气海穴 5 min。

（2）在气海与关元之间施以掌振法，直至少腹有温热感。

（3）患者俯卧位，按揉肾俞、脾俞、胃俞，以酸胀为度；然后掌擦背部督脉及两侧膀胱经，以透热为度。

（4）斜擦腰骶部，以八髎穴为重点，以透热为度。

4. 乳痈

乳痈是乳房急性化脓性疾病,一般发生于妇女哺乳期,以初产妇为多见。乳痈发于妊娠期者称为内吹乳痈,发于哺乳期者称为外吹乳痈。

【症状】初期患侧乳房红、肿、热、痛,排乳不畅,可触及包块并逐渐增大。化脓期可有跳痛感,常伴有严重的全身症状,如发热、怕冷、头痛、全身关节酸痛、食欲不振、腋下淋巴结肿痛等。

【治疗方法】

(1)患者仰卧位,在患侧乳房周围的乳根、天溪、食窦、屋翳、膺窗等穴施以揉法及摩法,时间 10 min。

(2)摩揉腹部中脘、天枢、气海穴 5 min。

(3)患者坐位,术者立其后,按揉风池穴 2 min,然后沿颈椎两侧向下至大椎两侧反复按揉数次。

(4)按揉肝俞、脾俞、胃俞穴,以酸胀为度;然后拿捏风池、肩井穴 5 min。

5. 乳腺增生

乳腺增生是指乳腺小叶发生良性增生,导致乳房内出现一个或数个大小不等的肿块。其原因多与卵巢功能紊乱、内分泌失调有关。多见于未婚女青年和30～40 岁的妇女。

【症状】乳房胀痛或局部刺痛、隐痛;一侧或双侧乳房可触及一个或数个大小不等的肿块,表面光滑,与皮肤不粘连,可以推动;多随情绪及月经周期而消长,伴有月经失调、烦躁易怒等。部分患者除肿块外可无其他症状。

【治疗方法】

(1)患者仰卧位,术者用双手五指自膻中开始向左右两胁侧梳理,反复操作 5 min,并点按乳根、期门、章门穴 3 min。

(2)患者仰卧位,术者用掌根在乳房肿块周围作轻缓的旋转揉动,停顿时以掌根垂直下压,交替操作10 min。

(3)患者坐位,术者以双手拇指与余四指相对用力提拿肩井穴,反复操作 5 min;然后点按肝俞、脾俞、肾俞、曲池、合谷、血海、足三里、太冲穴 5 min。

6. 围绝经期综合征

围绝经期综合征是指由于卵巢功能退行性改变,致使内分泌失调和自主神经功能紊乱而引起的一群症状。多数患者为 45 岁以上的绝经期妇女,男性则 60 岁左右好发。

【症状】初起多有月经不规则,以后完全闭经,患者自觉症状严重,常出现阵发性面部、颈部、胸部潮红,易出汗,头痛头晕,失眠多梦,精神忧郁,烦躁易怒,食欲不振,部分患者可有关节肌肉痛、皮肤瘙痒等症状。

【治疗方法】

(1)患者俯卧位,术者用双手掌沿脊柱两侧膀胱经自风门至八髎穴按揉5遍,并用拇指点揉心俞、肝俞、肾俞和次髎穴5 min。

(2)患者仰卧位,术者以双手掌并排从脐部开始顺时针按揉整个腹部5遍,并用拇指点按中脘、气海、关元、子宫穴5 min。

(3)患者仰卧位或坐位,术者用拇指按揉印堂至前发际5遍,再从印堂按揉至两侧太阳穴5遍,点揉印堂、太阳、百会穴3 min。

(4)患者坐位,术者拿揉项部、肩部,自上而下反复操作5遍,并点揉风池、大椎及拿揉肩井穴3 min。

(5)患者仰卧位或坐位,术者拿揉双上、下肢各5遍,并点揉内关、合谷、足三里、三阴交、太冲穴3 min。

(四)五官科疾病

1. 牙痛

牙痛是多种牙齿疾病和牙周疾病常见症状之一。可见于牙齿本身的疾患(如牙髓炎、龋齿)、牙周组织的疾病(如牙周炎、冠周炎)以及邻近组织的疾患(如三叉神经痛、上颌窦炎)等,可发于任何年龄。

【症状】牙齿疼痛、咀嚼困难,影响吞咽,遇冷、热、酸、甜时疼痛会加重,每因进食不甚而反复发作。胃火者,牙痛剧烈,牙龈肿胀,兼有口臭,口渴、便秘;风火者,牙痛剧烈,牙龈及面颊红肿,兼有发热恶寒;肾虚者,牙齿隐隐作痛,时作时止,口不臭,牙齿松动。

【治疗方法】

(1) 患者仰卧位,术者用一指禅推法从牙痛侧迎香穴起,经地仓向上至下关穴,再向下经颊车至人中穴,环绕口唇推至承浆穴,反复操作 5 遍;按揉牙痛侧地仓、翳风穴 2 min;点按下关、颊车穴 2 min。

(2) 患者仰卧位,术者以大鱼际轻轻揉按牙痛部位 3 min;胃火者,加点按足三里、内庭穴 3 min;风火者,加点按曲池、风池穴 3 min;肾虚者,加点按太溪、肾俞穴 3 min。

2. 近视

近视是一种屈光不正的眼病,外观眼部一般无明显异常。多数是由于看书写字时,灯光不足或姿势不当引起,青少年和儿童出现多由遗传因素引起。

【症状】 视远物不清,而视近物清晰,还可伴眼胀、头痛、视力疲劳等症状。

【治疗方法】

(1) 患者仰卧位,术者以双手拇指自印堂穴起交替向上推至神庭穴,反复操作 5 min;以双手拇指分别自攒竹穴起沿眉弓推抹至丝竹、太阳穴,反复操作 5 min;点揉鱼腰、阳白、睛明、太阳、承泣、四白穴 5 min。

(2)患者俯卧位,术者用拇指点按肝俞、肾俞、光明穴 5 min。

(3)患者坐位,术者以拇指点按风池、曲池、合谷穴 5 min。

3. 慢性鼻炎

慢性单纯性鼻炎是鼻腔黏膜因各种因素所致的可逆性炎性疾病。与急性鼻炎反复发作、维生素 C 或 B 缺乏、内分泌功能失调、自主神经功能紊乱、环境污染等有密切关系。

【症状】鼻腔阻塞、鼻腔黏液或脓性鼻涕,伴有头胀痛、头昏、嗅觉减退、鼻咽部不适。

【治疗方法】

(1)患者坐位,术者以拇指近节指骨间关节背侧擦鼻翼两侧,自迎香至鼻通穴,反复操作 3 min;按揉迎香、鼻通、印堂、攒竹穴 3 min。

(2)患者坐位,术者双手掌分别置于双下颌处,快速向上擦至太阳穴,反复操作 3 min;点按风池、曲池、合谷穴 3 min。

(3)患者坐位,术者用一指禅推法沿颈椎棘突两侧上下往返操作 3 min;拿风池、肩井穴各 3 遍;最后按揉大椎、肺俞、风门穴 3 min。

4. 梅尼埃病

梅尼埃病是一种以阵发性眩晕并伴有波动性耳鸣、耳聋为主症的内耳病。其主要病变为内耳迷路的内淋巴增多,压力增加。一般认为与自主神经功能紊乱、内分泌功能失调等关系密切。多见于中年人,精神紧张、过度疲劳可以诱发本病。

【症状】阵发性眩晕,自觉自身或周围物体旋转,或有摇晃浮沉感,伴恶心呕吐、面色苍白、神志清楚、一般持续数分钟或数小时后突然消失或逐渐减轻,可伴有耳鸣、耳聋、内耳胀满感。

【治疗方法】

(1)患者坐位,术者以双手拇指自印堂穴起交替向上推至神庭穴,反复操作 5 min;以一拇指偏峰自右侧太阳穴起,推向右侧头维穴,再沿前发际向左头维、左太阳穴推去,然后沿左眶上缘推至右眶上缘、右太阳穴,反复操作 5 遍;按揉翳风、听宫、率谷穴 3 min。

(2)患者坐位,术者以拇指为偏峰及四指指端在头侧面的头维、率谷、角孙穴等处用梳法操作 3 min;按揉内关、神门、合谷穴 3 min。

(3)患者坐位,术者用一指禅推法自枕骨下经风府至大椎穴,往返操作 5 遍;用拇指直推翳风至缺盆穴,每侧 10 遍；按揉风池、风府、天柱、翳风穴 3 min。

（4）患者坐位，术者用拇、食指相对用力自上而下揉按耳郭 5 min，并提拿耳根数次；以两手掌心对按两耳孔，进行掌按 2 min；最后按揉脾俞、肝俞、肾俞穴 3 min。

5. 颞下颌关节功能紊乱症

颞下颌关节功能紊乱症又称颞下颌关节炎，是指由于颞下颌关节受到外力作用，反复劳损，或寒凉、炎症刺激，引起颞下颌关节功能紊乱的一种疾病。本病好发于 20～40 岁的青壮年，多发生于一侧。

【症状】在开口和咀嚼运动时局部疼痛，关节运动时多有弹响或杂音，开口过大或过小，开口时下颌偏斜或歪曲，可伴有耳聋、耳鸣、头晕等症状。

【治疗方法】

（1）在颊车、下关穴施以拇指或三指揉法 3 min，再以拇指点按耳门、上关、下关、颊车、翳风、合谷穴 5 min。

（2）先于颞下颌部施以指摩法 2 min；术者双手拇指按住两侧颊车穴，余四指托扶下颌骨下缘，拇指按揉颊车，并轻微活动下颌骨，时间 5 min。若关节有半脱位，拇指可感到轻微的弹跳感；若下颌骨偏歪，咬合异常，应予手法整复。

（3）术者一手大鱼际按住患侧颞下颌关节，另一掌按住健侧下颌骨,嘱患者做张口、闭口运动,同时术者双手相对用力挤压。

(五)急症及其他疾病

1. 中暑

中暑是在烈日下,或在高温、热辐射的环境中长时间的停留或工作所致,常在体弱、疲劳的情况下突然发生。

【症状】轻症可出现头痛,头晕,胸闷,恶心,口渴,汗闭,高热,烦躁不安,全身疲乏和酸痛;重症还出现汗多,肢冷,面色苍白,心慌气短,甚则神志不清,昏迷,四肢抽搐,腓肠肌痉挛以及周围循环衰竭等现象。

【治疗方法】

(1)迅速将患者抬到阴凉通风处,头部抬高,解开衣扣,用凉毛巾敷于前额。

(2)昏迷不醒者,用拇指掐水沟穴 1 min;头晕恶心者,按压内关、风池、足三里穴 3 min;腓肠肌痉挛者,按压承山、阳陵泉 2 min;汗闭者,用拇、食指相对用力提拿腋窝、肘窝、腹股沟、腘窝处肌腱数次;四肢抽搐、恶心呕吐者,拇指与余四指相对用力自腋下循手三阴经揉拿至腕部,往返 5 遍,然后再从腹股沟循足三阴经提拿至内踝,往返 5 遍,点按内关、风池、足三里、阳陵泉穴 3 min。

2. 休克

休克是由于多种原因引起的周围循环衰竭的综合征,如大出血、严重感染、剧烈疼痛、药物过敏反应、心脏疾患、中毒、脱水、外伤及环境刺激,均可导致休克产生。

【症状】表情淡漠、面色苍白、汗出肢冷、血压下降。亡阳者,伴有呼吸微弱、唇发紫绀;亡阴者,伴有口渴、烦躁不安;阴阳俱脱者,伴有神志不清转入昏迷、呼吸微弱、心音低钝,无脉搏。

【治疗方法】

(1) 患者仰卧位,术者用双手掌推揉胸部数次,点按百会 1 min,再用拇指掐水沟、涌泉穴 2 min。

(2) 四肢厥冷者,以拇指与余四指相对用力,自肩外侧循手三阳经揉拿至腕部,往返 5 遍,点按内关、合谷穴 2 min;烦躁不安者,以拇指与余四指相对用力,自腹股沟循足三阴经提拿至踝部,往返 5 遍,点按太冲、足三里穴 2 min;血压低者,捏揉素髎及按压内关穴数次。

3. 抽搐

抽搐是指骨骼肌异常不自主的痉挛,并引起关节运动的一种病症。本病可见于多种疾病中,以脑部病变为主,其次为全身性感染、缺氧、水电解质紊乱、代谢异常和中毒,另有些患者是癔病性。

【症状】四肢和躯干出现全身性骨骼肌强直性收

缩,或阵挛性收缩,每次发作持续数秒至数分钟,常反复发作,严重者发作可呈持续状态。

【治疗方法】

患者仰卧位,术者用拇指点掐水沟、十宣穴 3 min;拇指按揉百会、内关、合谷穴 3 min;拿曲池、委中、承山、昆仑穴 3 min。

4. 心绞痛

心绞痛是一种由于冠状动脉供血不足而致的短暂发作性胸骨后疼痛的病症。常于饱餐、疲劳、受寒和情绪激动时发作。

【症状】胸骨体上段或中段后方的突发性疼痛,可放射至左肩、左上肢前内侧达环指与小指;疼痛性质为缩窄性、窒息性、压迫感,发作时间短暂,常为 1～5 min,休息或含硝酸甘油片后,胸痛可迅速缓解。

【治疗方法】

(1)患者坐位,术者以拇指在左侧心俞、厥阴俞、肺俞、膈俞施以一指禅推法,反复操作 3 min,然后再操作右侧。

(2)患者坐位,术者以大鱼际揉法在背部脊柱两旁的膀胱经侧线上,自上而下轻揉 5 遍;用擦法横擦背部的心俞、肺俞、膈俞和腰骶部,以透热为度。

(3)患者坐位,术者用拇指按揉左侧屋翳、左侧中府、膻中穴 3 min,一指禅推内关穴 2 min,按揉神门、足三里穴 3 min。

5. 电击伤

电击伤是指直接或间接误触电流,引起人体损伤。多因误触电路或雷电击中,导致人体组织大量而严重不等的灼伤、休克,甚至出现心室纤颤及呼吸衰竭。

【症状】轻者皮肤烧伤,伴有头晕、肌肉痉挛和抽搐;重者呼吸中枢麻痹,出现昏迷、呼吸微弱或停止、心跳和脉搏消失。

【治疗方法】

(1)立即切断电源,移至通风处,解开衣扣。呼吸已停止者,立即做人工呼吸;心跳停止者,立即做体外心脏按摩。

(2)昏迷者,拇指掐水沟、涌泉穴 2 min;头晕者,点揉风池、内关穴 2 min;四肢抽搐者,点按合谷、阳陵泉、太冲穴 3 min。

6. 溺水

溺水是由于落水后,大量的水吸入肺内引起的窒息缺氧,导致咽喉部痉挛,不能呼吸,出现体内缺氧现象。多见于夏季游泳、冬季滑冰落水者。

【症状】面色青紫,球结膜充血,口腔、气管充满泡沫。由于胃内充满积水而上腹胀大,肢体冰凉,不省人事,严重者出现呼吸和心跳停止、瞳孔散大。

【治疗方法】

(1) 迅速将溺水者打捞上岸,撬开牙齿,掏出口中泥沙异物。

(2) 将溺水者俯卧,腹部垫高,头低脚高,有利于呼吸道和胃中积水倒出。

(3) 待呼吸和胃中积水倒出后,将溺水者仰卧位,施以人工呼吸和体外心脏按摩,配合点按水沟、涌泉、足三里、内关穴 5 min。

二、小儿推拿治疗

(一)消化系统疾病

1. 小儿口腔炎

小儿口腔炎是指发生在小儿口腔黏膜的炎症,包括舌炎、齿龈炎、口角炎等。常发生于婴幼儿,多因小儿营养不良,口腔卫生较差,容易感染细菌或病毒而发病。常见有疱疹性病毒感染而致的疱疹性口腔炎;链球菌、金黄色葡萄球菌或肺炎球菌而致的急性细菌性口腔炎;白色念珠菌而致的鹅口疮等。

【症状】

(1) 心脾积热:口腔、舌面或咽部布满乳面色略高起的斑膜,形似奶块,无痛,擦去斑膜后,可见下方有不出血的红色创面,或伴有大便秘结,小便黄赤舌红。

(2)虚火上炎:口腔舌面白屑稀疏,周围红晕不著,或口舌糜烂,形体消瘦,面白颧红,神气困乏,小便黄赤,舌红。

【治疗方法】

(1)心脾积热:清心经,清脾经,清板门,揉小天心,按揉小横纹,掐揉四横纹,揉总筋,清天河水,退六腑,推下七节骨,摩腹(泻法)。

(2)虚火上炎:揉二马,补肾经,掐揉小横纹,掐揉四横纹,清天河水,揉涌泉。

2. 小儿流涎

小儿流涎是小儿唾液过多而引起口涎外流的一种病症。常见于3岁以下小儿。

【症状】

(1)脾胃湿热:流涎黏稠,口气臭秽,食欲不振,腹胀,大便秘结或热臭,小便黄赤,舌红,苔黄腻。

(2)脾胃虚弱:流涎清稀,口淡无味,面色萎黄,肌肉消瘦,懒言乏力,饮食减少,大便稀薄,舌淡。

【治疗方法】

(1)脾胃湿热:清脾经,清胃经,清大肠,清天河水,掐揉四横纹,掐揉小横纹,揉总筋,摩腹(泻法)。

(2)脾胃虚弱:补脾经,补肺经,补肾经,运内八卦,推三关,摩腹(补法),揉足三里,揉百会,捏脊。

3. 小儿厌食

小儿厌食是指小儿无其他慢性疾病,而较长时期食欲不振或食欲减退,甚至拒食的一种病症。长期厌食患儿可产生营养不良,体重减轻,抗病力下降,甚至影响生长发育和智力,以 1~6 岁小儿多见。

【症状】

(1)脾胃虚弱:不欲进食,甚至拒食,面色萎黄,形体偏瘦,神疲乏力,倦怠懒言,易出汗,大便夹有不消化食物残渣,舌淡。

(2)胃阴不足:不欲进食,口干,手足心热,大便秘结,小便黄赤,皮肤干燥,舌红少苔。

【治疗方法】

(1)脾胃虚弱:补脾经,运内八卦,摩中脘,摩腹(补法),揉脾俞、胃俞,揉足三里,捏脊。

(2)胃阴不足:补脾经,补胃经,揉二马,运板门,运内八卦,揉脾、胃俞,运内劳宫,清天河水,清大肠。

4. 小儿呕吐

小儿呕吐是由于胃气上逆,胃或肠道呈逆行性蠕动所致,是临床上小儿常见的症状,可见于急性胃炎、幽门痉挛、梗阻等多种疾病。另外,小儿胃肌尚未发育完全,贲门松弛,幽门紧张度高,如果喂乳过多或吸入过多空气,出现乳后小量乳汁倒流口腔,从口角溢出,此称为溢乳,不属病态。

【症状】

(1)寒吐:呕吐时作时止,时轻时重,吐物不化,无酸腐气味,腹痛,面色苍白,四肢欠温,大便溏泄,小便清长。

(2)热吐:食入即吐,吐物酸臭,身热口渴,烦躁不安,大便稀臭或便秘,小便黄赤。

(3)伤食吐:呕吐频繁,吐物酸馊,伴有未消化的乳块或食物残渣,嗳腐厌食,矢气恶臭,脘腹痞闷,便秘或泻下酸臭不化。

【治疗方法】

(1)寒吐:补脾经,揉外劳宫,推三关,推天柱骨,揉中脘,横纹推向板门。

(2)热吐:清脾经,清胃经,清大肠,退六腑,运内八卦,横纹推向板门,推天柱骨,推下七节骨。

(3)伤食吐:补脾经,揉板门,横纹推向板门,运内八卦,揉中脘,分腹阴阳,按揉足三里。

5. 小儿腹痛

小儿腹痛为小儿的常见症状之一,是指胃脘以下,脐两旁及耻骨以上部位的疼痛,大多为腹腔内器官病变所致,可分为功能性腹痛和器质性腹痛。功能性腹痛,疼痛常呈阵发性,常因单纯的胃肠痉挛引起,如消化不良、胃肠蠕动紊乱等;器质性病变,多呈持续性腹痛,且痛点固定,有触压痛、肿物或肠型,如阑尾炎、肠套叠等。此处仅介绍腹部中寒、乳食积滞所致的腹部疼痛。

【症状】

(1) 实寒痛:腹痛急暴,哭叫不安,常在受凉或饮食生冷后发生,得热较舒,面色青白,或兼大便清稀。

(2) 伤食痛:腹部胀满疼痛、拒按,厌食,嗳腐吞酸,恶心呕吐,矢气频作,腹泻或便秘。

(3) 虫积痛:腹痛突然发作,以脐周为甚,时发时止,有便虫史,形体消瘦,食欲不佳,或嗜食异物,或伴有呕吐。

(4) 虚寒痛:腹痛隐隐,喜温喜按,面色萎黄,形体消瘦,食欲不振,易发腹泻。

【治疗方法】

(1) 实寒痛:补脾经,揉外劳宫,推三关,摩腹,掐揉一窝风,拿肚角。

(2) 伤食痛:补脾经,清大肠,揉板门,运内八卦,揉中脘,揉天枢,分腹阴阳,拿肚角。

(3) 虫积痛:揉一窝风,揉外劳宫,推三关,摩腹,揉脐。

（4）虚寒痛：补脾经，补肾经，推三关，揉外劳宫，揉中脘，揉脐，按揉足三里。

6. 小儿腹泻

小儿腹泻又称小儿消化不良，是以腹泻为主症的小儿消化系统的一种常见病、多发病。多因气候变化，喂养不当，饮食过度，或细菌、病毒感染引起。

【症状】

（1）寒湿泻：大便清稀多泡沫，色淡不臭，肠鸣腹痛，面色淡白，口不渴，小便清长。

（2）湿热泻：腹痛即泻，急迫暴注，大便色黄而臭，身有微热，口渴，尿少色黄。

（3）伤食泻：腹泻腹胀，大便量多味酸臭，泻前哭闹，泻后痛减，伴口臭纳呆，呕吐酸馊。

（4）脾虚泻：久泻不愈，或经常反复发作，或每于食后而泻，大便溏薄，有不消化的食物残渣，面色苍白，食欲不振，消瘦乏力。

【治疗方法】

（1）寒湿泻：补脾经，推三关，补大肠，揉外劳宫，揉脐，推上七节骨，揉龟尾，按揉足三里。

（2）湿热泻：清脾经，清胃经，清大肠，清小肠，退六腑，揉天枢，揉龟尾。

（3）伤食泻：运板门，运内八卦，补脾经，清大肠，揉中脘,摩腹,揉天枢,揉龟尾。

(4) 脾虚泻:补脾经,补大肠,推三关,摩腹,揉脐,推上七节骨,揉龟尾,捏脊。

7. 小儿便秘

小儿便秘是指小儿大便秘结不通,或排便间隔时间超过 2 天以上,大便质地干燥坚硬,难于排出。主要由于各种原因引起的肠道蠕动失常所致。

【症状】

(1) 实秘:大便干燥坚硬,难于排出,腹部胀满疼痛拒按,面赤口臭,饮食减少,烦躁不安。

(2) 虚秘:面色苍白无华,形瘦神疲乏力,大便努挣难下,质不硬,但数日 1 次。

【治疗方法】

(1) 实秘:清大肠,退六腑,运内八卦,按揉膊阳池,摩腹,按揉足三里,推下七节骨,搓摩胁肋,揉天枢。

(2) 虚秘:补脾经,清大肠,推三关,揉上马,按揉膊阳池,揉肾俞,捏脊,按揉足三里。

8. 小儿脱肛

小儿脱肛是指肛管、直肠向外翻出而脱垂于肛门外,又称直肠脱垂,为儿童常见病之一。脱肛有轻重之分,轻者仅有直肠黏膜脱出,重者直肠可完全脱出。多因小儿先天不足,病后体弱或泻痢日久,耗伤正气所致。

【症状】

(1)气虚:肛门直肠脱出不收,肿痛不甚,兼有面色苍白或萎黄,精神委靡。

(2)实热:肛门直肠脱出,红肿刺痛瘙痒,兼有口干苔黄,大便干结,小便短赤。

【治疗方法】

(1)气虚:补脾经,补肺经,补大肠,推三关,按揉百会,揉龟尾,推上七节骨,捏脊。

(2)实热:清脾经,清大肠,清小肠,退六腑,按揉膊阳池,按天枢,推下七节骨,揉龟尾。

9. 小儿疳积

小儿疳积是疳症与积滞的总称,是婴幼儿的常见病。积滞和疳症两者有轻重程度的不同:积滞是指小儿伤于乳食,损伤脾胃,食滞不化的一种慢性消化性功能紊乱综合征;疳症是指小儿喂养不当,饮食失调,以致脾胃虚损,形体消瘦,毛发枯憔,发育迟缓,神疲乏力为特征的病症。

【症状】

(1)积滞伤脾:身体消瘦,腹部胀满,纳食不香,精神不振,夜眠不安,大便不调,常有恶臭。

(2)气血两亏:面色苍白或萎黄,毛发枯黄稀疏,骨瘦如柴,精神委靡或烦躁,睡卧不宁,发育障碍,腹部凹陷,大便溏泄。

【治疗方法】

(1) 积滞伤脾:补脾经,揉板门,推四横纹,运内八卦,揉中脘,分腹阴阳,揉天枢,按揉足三里。

(2) 气血两亏:补脾经,推三关,揉外劳宫,运内八卦,掐揉四横纹,按揉足三里,揉中脘,捏脊。

(二)呼吸系统疾病

1. 小儿感冒

小儿感冒是以恶寒、发热、头痛、咳嗽、鼻塞、流泪为主症的小儿常见的外感疾病。一年四季均可发生,以气候变化、冷暖失常时更为多见。

【症状】

(1) 风寒感冒:发热怕冷,无汗,鼻塞流涕,咽痒咳嗽。

(2) 风热感冒:发热不恶寒,少汗,鼻塞流泪,口渴,或伴有咳嗽,咽喉肿痛。

【治疗方法】

(1) 风寒感冒:推三关,拿风池,拿合谷,揉二扇门,开天门,推坎宫,揉太阳,揉耳后高骨,揉肺俞,揉大肠俞。

(2) 风热感冒:清肺经,清天河水,掐总筋,开天门,推坎宫,揉太阳,揉耳后高骨,揉肺俞,揉大椎,拿肩井。

2. 小儿发热

小儿发热是指小儿体温异常升高,是小儿常见的一种症状。一年四季均可发病,以冬春寒冷季节多见。

【症状】

(1) 外感发热:发热,头痛,怕冷无汗,鼻塞流涕;或发热,微汗出,口干,咽痛,鼻塞流涕。

(2) 阴虚发热:午后发热,手足心热,形瘦,盗汗,食欲减退。

(3) 肺胃实热:高热,面红,气促,不思饮食,便秘烦躁,渴而引饮。

【治疗方法】

(1) 外感发热:开天门,推坎宫,揉太阳,清肺经,清天河水,退六腑。

(2) 阴虚发热:补脾经,补肺经,揉上马,清天河水,运内劳宫,按揉足三里,推涌泉,打马过天河。

(3) 肺胃实热:清肺经,清胃经,清大肠,揉板门,运内八卦,清天河水,退六腑,揉天枢,推下七节骨,清小肠。

3. 小儿咳嗽

咳嗽是肺脏疾病的主要症状之一,如感冒、肺炎等均可引起咳嗽。有声无痰为咳,有痰无声为嗽,有声有痰为咳嗽。

【症状】

(1) 风寒咳嗽：鼻塞流清涕，咳痰稀薄色白，或伴恶寒发热，无汗。

(2) 风热咳嗽：鼻塞流浊涕，咯痰黄稠不爽，发热恶风，咽干痛或痒，小便黄。

(3) 肺脾两虚：咳声无力，痰清稀色白，面色苍白无华，便溏，动则气急。

(4) 肺肾两虚：干咳无痰或少痰，咽喉干痛，大便干燥，时有低热，口苦。

【治疗方法】

(1) 风寒咳嗽：推太阳，揉外劳宫，补肺经，揉天突，揉乳根、乳旁，揉肺俞，分推肩胛骨。

(2) 风热咳嗽：开天门，揉太阳，推坎宫，揉乳根、乳旁，退六腑，推天柱骨，揉肺俞，分推肩胛骨，推脊。

(3) 肺脾两虚：补脾经，补肾经，补肺经，揉天突、膻中、乳旁、乳根，摩腹，分推肩胛骨，揉脾俞、肾俞、肺俞。

(4) 肺肾两虚：补脾经，补肾经，补肺经，揉天突、乳旁、乳根，分推肩胛骨，揉肾俞、肺俞。

4. 小儿哮喘

小儿哮喘是以阵发性呼吸困难，呼气延长，喉间有哮鸣声,严重时张口抬肩、难以平卧为特征的小儿常见的一种呼吸道疾病。本病好发于春秋季节。

【症状】

(1)寒性哮喘:咳喘气促,喉中吼鸣,痰稀有泡沫。

(2)热性哮喘:咳喘气促,喉中哮鸣,痰稠色黄,难以咯出,唇红口干,便干溲黄。

(3)肺脾两虚:面白形瘦,自汗畏冷,短气喘促,动则益甚,纳差,便稀。

(4)肾不纳气:面色晦暗,肢冷,神疲,动则气喘。

【治疗方法】

(1)寒性哮喘:开天门,推坎宫,补肺经,揉外劳宫,揉天突,推膻中,按揉定喘、肺俞,分推肩胛骨。

(2)热性哮喘:清肺经,退六腑,按揉外劳宫,揉天突、肺俞,推脊,按揉定喘,分推肩胛骨,搓摩胁肋。

(3)肺脾两虚:补肺经,补脾经,揉板门、天突,推三关,揉中脘,补肾经,按揉肺俞、肾俞,捏脊,按定喘。

(4)肾不纳气:补肺经,补脾经,补肾经,按揉定喘、肺俞、脾俞、肾俞,捏脊。

(三)其他系统疾病

1. 小儿肌性斜颈

小儿肌性斜颈又名小儿先天性斜颈,是以患儿头颈向患侧倾斜,面部、下颌转向健侧上方为特点的一种小儿常见颈部畸形。多因产伤、胎位不正等导致胸锁乳突肌受挤压拉伤，使胸锁乳突肌发生纤维性挛缩而引起的。

【症状】多在出生后1～2周左右，在颈部一侧出现梭形肿物，初起较柔软，位置固定，无压痛，以后患侧胸锁乳突肌逐渐挛缩紧张，硬度增高，突起如条索状，患儿头部转向患侧而面部转向健侧。如不及时治疗，畸形随年龄增长而加重。

【治疗方法】

(1) 患儿坐位，术者直推患侧桥弓，再拿揉患侧胸锁乳突肌，时间10 min。

(2) 患儿坐位，术者一手扶住其患侧肩部，另一手扶住患儿头项，使患儿头部渐渐向健侧肩部倾斜，逐渐拉长患侧胸锁乳突肌，反复操作3～5次。

(3) 在胸锁乳突肌出现硬块处来回捻揉，并提拿数次。

(4) 点揉风池、肩井、翳风、缺盆、扶突、合谷穴5～10 min。

2. 小儿遗尿

小儿遗尿是指3周岁以上的儿童不能控制排尿，睡眠中小便经常自遗，醒后方知的一种病症。本病发病与精神因素、大脑发育不全、脊柱裂、蛲虫病等有关，多见于 10 岁以下的儿童,男孩多于女孩。

【症状】

睡中遗尿,多在半夜熟睡时或清晨,轻者数夜 1 次,重者每夜 1 次甚至数次,白天排尿正常。病程久者精神敏感紧张,日间尿频,面色苍白或萎黄,全身乏力。

【治疗方法】

补脾经,补肺经,补肾经,推三关,揉外劳宫,按揉百会,揉丹田,按揉肾俞、三阴交。

3. 小儿夜啼

小儿夜啼一般是指半岁以内的小儿,每到夜晚则烦躁不安,啼哭不止,甚至通宵啼哭不止,而白天则如常人。民间俗称"夜哭朗"。其原因为喂养不当,内伤脾胃或寒邪内侵,凝滞气机,入夜腹痛。

【症状】

(1)脾寒:啼哭声低,睡喜俯卧,神疲,肢凉,食少便溏,面色清白。

(2)心热:哭声高粗,睡喜仰卧,烦躁不宁,见灯啼哭更甚,便秘尿赤,面赤唇红。

(3)惊恐:突然啼哭,恐惧不安,紧偎母怀,睡眠易醒,面色乍青乍白。

(4)食积:夜间阵发啼哭,睡卧不安,厌食吐乳,嗳腐吞酸,腹胀拒按,大便酸臭。

【治疗方法】

（1）脾寒：补脾经，推三关，摩腹，揉中脘。

（2）心热：清心经，清小肠，清天河水，揉总筋，揉内劳宫。

（3）惊恐：开天门，清肝经，揉小天心，揉五指节。

（4）食积：清补脾经（先清后补），清大肠，摩腹，揉中脘、天枢、脐，推下七节骨。

4. 小儿桡骨头半脱位

小儿桡骨头半脱位又称"牵拉肘"，多发生在 4 岁以下的幼儿。当肘关节伸直、前臂旋前时，突然受到纵向牵拉，使桡骨头从桡骨环状韧带内滑出。

【症状】儿童上肢受牵拉的突然因疼痛而哭泣，拒绝活动患肢，患侧前臂处于半屈曲旋前位。

【治疗方法】

（1）患者坐位，术者在桡骨头周围施以㨰法，并按揉曲池、曲泽、手三里、尺泽、小海穴，时间 5 min，以放松桡骨头周围的组织。

（2）患者坐位，术者以一手握住患肢腕部上方，另一手把持肱骨下端和肘部，拇指放在桡骨头外侧，然后快速地将前臂旋后及前屈肘关节，同时拇指下压桡骨头，如感觉或听见弹响声，说明复位成功。

（3）桡骨头复位后，屈肘 90°，用颈腕吊带悬挂于胸前固定 2～3 天。

5. 分娩性臂丛神经损伤

分娩性臂丛神经损伤是指在分娩过程中,损伤小儿臂丛神经引起上肢完全或部分麻痹的一种病症。多见于难产或滞产,主要原因是操作粗暴使臂丛神经的上干或下干过度牵拉,因而引起麻痹。

【症状】最常见的是上臂麻痹,表现为患肢下垂、肩部不能外展,肘部微屈和前臂旋前;其次为前臂麻痹,表现为大小鱼际肌萎缩,屈指肌力较弱;严重者为全臂麻痹,表现为全臂不能自主运动,锁骨上窝可能因出血而肿胀,肩下垂。

【治疗方法】

(1)患儿仰卧,术者多指拿揉患肢三角肌、肱二头肌及肱三头肌,反复数次。

(2)点揉中府、肩髃、肩井穴 3 min,然后拿揉胸锁乳突肌及胸大肌多次,并用拇指压迫锁骨边缘,点按盆穴半分钟。

(3)沿手阳明胃经路线,从巨骨至阳溪穴连续点按,反复数次;点揉肘窝处 2 min。

(4)搓擦全臂,从上至下,反复多次。

(5)做点穴摇腕法:术者一手拇指点于阳池,另一手握住其余四指,做顺时针摇动数次。

（6）患儿俯卧位，术者沿背部膀胱经路线轻轻按揉数次，并摩擦肩背部，以潮红为度。

（7）多指拨小圆肌、大菱形肌、冈上肌和冈下肌，使上臂做旋前及旋后运动，时间 5 min。

6. 小儿麻痹后遗症

小儿麻痹后遗症又名脊髓灰质炎后遗症，是一种特异性嗜神经性病毒所引起的急性传染病。主要侵犯脊髓前角灰质运动神经元，引起患儿肌肉弛缓性瘫痪，是临床上较常见的一种小儿瘫痪。

【症状】初期有发热、头痛、咽痛、呕吐、腹泻、全身肌肉痛等类似感冒症状，2～3 天后，热退，诸症消失；1～6 天后，发热复起，并烦躁不安，易出汗，继而出现肢体瘫痪，瘫痪呈弛缓性，患儿不能站立行走；久之则见肌肉明显萎缩，肢体短缩变形，多为单侧肢体麻痹，以下肢最为多见。

【治疗方法】

（1）患儿俯卧，从胸椎至尾椎做揉法，然后用双手拇指沿督脉循行路线做连续点压，反复数次。

（2）拿揉腰部，点按肾俞及八髎穴，时间 5 min。

（3）患儿仰卧，拿揉股四头肌及股内收肌群，并摩揉膝关节，点按血海、梁丘、鹤顶、犊鼻穴，时间 10 min。

（4）令患儿侧卧，术者一手拇指压住环跳，另一手握住小腿做屈曲旋转动作，反复多次。

（5）患儿坐位，以项韧带走行部位为主捏揉颈部两侧、拿揉斜方肌，然后点揉哑门、大椎、身柱穴，拿揉三角肌、冈上肌、冈下肌、肱三头肌，再沿臂前外侧做点揉法及搓法，反复多次。

（6）做肩、肘、腕、指关节摇法，反复多次。

7. 小儿脑瘫

小儿脑瘫是指患儿在出生前后或出生时，由于多种原因引起神经系统损伤，出现非进行性、持续的运动障碍和姿势异常，并伴有多种脑部症状的疾病。

【症状】临床表现与病变部位有关：椎体束病变时，表现为痉挛性瘫痪，下肢比上肢明显；椎体外系或脑基底节病变时，表现为动作异常，如手足徐动、震颤；小脑病变时，表现为共济失调，行走不稳；病变涉及脑及其他区域时，可出现相应症状，如言语和智力障碍、抽搐、视听障碍、面肌瘫痪、流口水等。

【治疗方法】

（1）患儿仰卧位或家长抱于怀里，开天门，分推前额，按揉印堂、百会、风池、风府、哑门，扫散头部运动区。

（2）患儿仰卧位，术者一手握住其肢体的远端，另一手拿捏患侧肢体肌肉，上下往返 3～5 遍；按揉肩井、肩髃、肩贞、极泉、臂臑、手三里、内关、外关、合谷、梁丘、足三里、昆仑、太溪、解溪穴,5～10 min;摇肩、肘、腕、髋、膝、踝关节,3～5次。

（3）患儿俯卧位,按揉背部两侧心俞、肝俞、脾俞、肾俞、关元俞等穴,3～5 min;推膀胱经、督脉,3～5遍;擦肾俞、命门、八髎,以透热为度;按揉环跳、风市、委中、承山、昆仑、太溪等穴,5～10 min。

一、全身各部保健按摩

保健按摩是施术者用双手,在受术者身体不同部位选用相应的手法进行操作,达到防病治病、保健养生的方法。全身各部保健按摩包括头面部、颈肩部、胸腹部、背腰部、上肢部和下肢部五个部分。

1. 头面部

受术者仰卧位或坐位,施术者坐于受术者头前。

(1)分抹印堂至太阳:施术者用双手拇指指腹由受术者额部印堂穴开始,沿眉弓向两侧分抹至太阳穴,力量不宜过重,并顺势揉太阳穴数次,反复施术 3～5 次。

(2)轻刮眼眶:施术者先用双手拇指点按受术者睛明穴 1～2 min,然后再以两拇指桡侧或指腹自睛明穴起紧贴上、下眼眶,由内侧向外侧,先上后下,交替轻刮眼眶 3～5 次,以酸胀为宜。

(3) 推摩迎香至颧髎:施术者以双手拇指指腹先点揉受术者迎香穴 1～2 min,然后自迎香穴起,经巨髎推至颧髎穴,反复施术3～5次。

(4) 推抹水沟至地仓:施术者先以拇指点掐水沟穴 1 min,然后以双手拇指指腹自受术者水沟穴推抹至地仓穴,反复施术 3～5 次。

(5) 轻摩承浆至颊车:施术者双手多指指腹由受术者承浆穴开始,沿下颌轻摩至颊车穴,并顺势揉按颊车穴数次,反复施术 3～5 次。

(6) 轻擦鼻柱:施术者用一手示、中二指指腹紧贴鼻柱,两指稍用力夹住鼻柱做上下往返轻擦 5～10 次。

(7) 点揉印堂至百会:施术者一手拇指指端自受术者印堂穴起,点揉至百会穴,反复施术 3～5 次。其中重点点揉印堂、神庭、百会穴各半分钟。

(8) 按压风池、风府:施术者双手拇指按压风池、单手拇指按压风府穴各 1～2 min,按压后轻揉数次。

(9) 指腹梳理头发:施术者双手十指略分开,自然屈曲,以指端或指腹梳理受术者头部,双手交替进行,如梳头状,反复施术1～ 2 min。

(10) 轻揉耳郭:施术者以双拇指按揉听宫和翳风

穴各 1~2 min,然后用双手拇指与示指指腹揉捏受术者两侧耳郭 1~2 min,并向下牵拉 3~5 次。

2. 颈肩部

受术者取俯卧或坐位,施术者站其一侧或头前。

(1) 按揉项部:施术者以右手拇指自上而下按揉受术者项部肌肉 2~3 min。

(2) 提拿项部:施术者以右手拇指指腹与示、中指指腹或其余四指相对用力,向上提拿项部肌肉 2~3 min。

(3) 勾揉风池:施术者以双手中指勾住两侧风池穴,并以示指压住中指指甲部,双手同时用力按揉 1~2 min。

(4) 直推桥弓:受术者取坐位,施术者用拇指自翳风穴单向直推至缺盆穴 1~2 min。

(5) 拿肩井:施术者以双手拇指与示、中指指腹向上提拿两侧肩井穴 3~5 次。

(6) 擦肩部:施术者用擦法自大椎擦至肩峰 1~2 min。

(7) 叩击肩井:施术者双掌心对置,五指自然分开,以小指尺侧端有节奏地叩击肩井穴数下,或以双拳叩击受术者肩井穴,亦可用虚掌拍打数下。

3. 胸腹部

受术者取仰卧位,施术者站其一侧。

（1）按揉胸穴：施术者以中指勾揉天突穴，以中指按揉膻中穴，以双手拇指按揉两侧中府、云门穴，每穴按揉约 1 min。

（2）分推胸部：施术者以双手拇指或大鱼际自正中线沿两侧肋间隙分推至腋中线，反复操作 3～5 次，再以双手拇指分置于胸骨柄两侧，自上而下分推至鸠尾穴 3～5 次。

（3）横擦胸部：施术者以手掌贴附于锁骨下缘，自上而下，从左至右或从右至左，横擦胸部 1～3 min。

（4）按揉腹穴：施术者以拇指或中指按揉中脘、天枢、气海、关元穴，每穴按揉约 1 min。

（5）掌揉腹部：施术者以掌心置于受术者腹部，先揉脐周，然后顺时针方向揉全腹 3～5 min。

（6）掌摩腹部：施术者以右手掌心置于受术者脐部，以脐为中心，由小至大做顺时针的环形摩动 3～5 min。

（7）分推上腹：施术者以双手拇指指腹并置于鸠尾穴处，其余四指分置于腹部两侧，然后用力向两侧推动，自上而下经上脘、中脘至下脘，反复分推 5～10 次。

4. 背腰部

受术者俯卧位，施术者站其一侧。

（1）按揉背腰部：施术者以双手拇指指端置于受

术者两侧肩胛骨内侧缘上角的肩中俞穴,自上而下按揉肩胛骨内侧缘、夹脊穴和膀胱经第1、第2侧线各3~5遍,然后用掌根按揉脊柱两侧竖脊肌3~5次。

(2) 按背腰部:施术者侧掌擦或握拳擦受术者脊柱两侧竖脊肌,自上而下操作2~3 min,注意擦法路线与脊柱平行,不可横向操作。

(3) 按压膀胱经:施术者以双手拇指指腹按压背部膀胱经第1侧线上的背俞穴,自大杼穴起,自上而下,反复操作2~3次。

(4) 分推背肋:施术者以双手拇指分置脊柱两侧大杼穴平面处,余四指置其两侧,自内上向外下方沿背部肋间隙分推至腋中线,反复操作3~5次。

(5) 按揉肾俞:施术者以双手拇指指腹置于受术者双侧肾俞穴,按揉1~2 min。

(6) 点按八髎:施术者以双手拇指指腹或指端置于受术者双侧上髎、次髎、中髎、下髎穴,每穴点按1 min。

(7) 掌按脊柱:施术者以双手掌重叠向下用力按压胸、腰、骶椎,自上而下边按边移动,反复操作2~3次。

(8) 横擦腰骶:施术者以单手掌平置于受术者腰部来回擦动,并逐渐下移至骶部,反复操作1~3 min。

(9) 直推背腰部:施术者以一手扶持受术者肩部,

另一手以掌根由上而下直推脊柱两侧 3～5 次。

（10）拍打背腰部：施术者以双手空拳或虚掌叩击、拍打受术者背腰部 1～3 min。

5. 上肢部

受术者仰卧或坐位，施术者站其一侧。

（1）按揉肩周：施术者以一手托住受术者一侧肘关节，另一手掌根和掌心按揉其肩部三角肌，顺势点按肩髃、肩髎穴，操作 3～5 min。

（2）捏拿腋壁：施术者以拇指与其余四指相对用力捏拿受术者腋前壁及腋后壁 1～3 min，然后以中指或示指勾拉腋下极泉穴 3～5 次。

（3）捏揉肱三头肌：施术者以一手握住受术者腕部，并将其肘关节屈曲，另一手拇指与其余四指相对用力自上而下捏揉肱三头肌 1～3 min，然后用中指弹拨尺神经沟中的小海穴 3～5 次，以酸麻放射至小指为度。

（4）提拿肱二头肌：施术者以一手握住受术者腕部，并将其肘关节屈曲，另一手拇指与其余四指相对用力提拿肱二头肌 1～3 min，然后用拇指按揉曲池穴 1 min。

（5）提拿前臂：施术者以一手握住受术者腕部，另一手拇指与其余四指相对用力提拿前臂前、后面 1～3 min，同时以拇指点按内关、外关及合谷穴 1～3 min。

（6）分推手掌及手背：施术者以双手小指与环指

同时扣住受术者一手拇指和小指,然后以双手拇指自中心向外侧分推受术者大小鱼际及掌心 1～3 min;以同样方法分推手背。

(7) 捻指:施术者以拇指与示指、中指夹住受术者手指,相对用力逐一捻动,然后以示指与中指夹住受术者手指的桡、尺侧做拔伸动作,反复操作 3～5 min。

(8) 抖上肢:施术者以双手握住受术者腕部,稍用力牵拉并做小幅度的上下抖动其上肢,时间 1～2 min。

(9) 抖腕关节:施术者以双手拇指和示指相对,分别放置于受术者腕关节前、后腕横纹上,然后示、中指向上快速用力,带动腕关节做快速上下抖动,时间 1～3 min。

(10) 搓上肢:施术者以双手掌心相对置于受术者肩部,自上而下双手相对用力搓动肩、上臂、肘、前臂和腕,反复操作 1～3 min。

(11) 摇肩:施术者以一手按住受术者肩部,另一手托其肘关节并做顺、逆时针方向的摇动肩关节 10～20 次。

(12) 叩击上肢:施术者以双手握拳自上而下叩击受术者上肢,或以虚掌拍击,反复操作 1～3 min。

6. 下肢部

受术者俯、仰卧位,施术者站其一侧。

（1）按揉臀部：施术者以一手掌根按揉受术者臀部肌肉，用力先轻后重，操作 1～3 min；以拇指指端置于梨状肌一侧，做与梨状肌垂直方向的弹拨，以局部酸胀为度，反复操作 10～20 次；然后用拇指点按环跳穴 1～3 min。

（2）掌按股后部：施术者以双手掌重叠按压大腿后面 1～3 min。

（3）擦下肢后面：施术者以掌指关节擦臀部及下肢后面 3～5 min，同时以拇指点按承扶、殷门、委中、承山穴各半分钟。

（4）拿揉下肢后面：施术者以双手拇指与其余四指相对用力，拿揉大腿、小腿后面肌群 1～3 min，然后弹拨委中、昆仑穴各 3～5 次。

（5）叩击足底：施术者以一手握住受术者足趾，另一手握拳轻叩足底 3～5 次，然后点按涌泉穴 1 min。

（6）掌按股前部：施术者以双手掌根按压大腿前面 1～3 min。

（7）拿揉股前部：施术者以双手拇指与余四指相对用力，拿揉大腿前面肌群 1～2 min，然后按揉血海、阳陵泉、足三里、三阴交穴各半分钟。

（8）抱揉膝关节：施术者一手掌心置于受术者髌骨上进行轻轻揉压，然后双手如抱球状抱住膝关节两侧,轻揉 1～2 min。

(9) 分推足背:施术者以双手鱼际分推受术者足背 10～20 次,顺势点按太冲半分钟。

(10) 摇踝关节:施术者一手托住受术者足跟,另一手握住其足趾,然后将踝关节做顺、逆时针方向的环转运动 5～10 次。

(11) 拍打下肢:施术者以手握空拳有节奏地自上而下,分别叩击拍打受术者下肢前、后面及内、外侧面各 3～5 次。

(12) 抖下肢:施术者以双手握住受术者踝部,上下抖动下肢 1～2 min。

二、强身健体自我按摩

强身健体自我按摩,古代又称"导引""道引",即中医所说的"养生",是指通过自己本人的双手在体表一定的部分进行主动按摩及活动肢体,达到强身保健和减轻某些病症的一种方法。

1. 补肾益精法

(1) 揉腰眼:两手握拳,用拇指掌指关节,紧按腰眼穴,做旋转用力按揉,以酸胀为度。

(2) 摩肾俞:两手掌紧贴肾俞穴,双手同时按顺时针方向摩动2～5 min。

（3）擦腰骶：身体微前倾，两手掌紧按腰部，用力自上而下至尾骶部，快速来回擦动，以透热为度。

（4）摩关元：用左掌或右掌以关元穴为圆心，做逆、顺时针方向摩动 2～5 min，然后随呼吸按压关元穴 3 min。

（5）擦少腹：双手掌分置两胁肋下，同时用力斜向少腹部推擦至耻骨，往返操作，以透热为度。

（6）振双耳：先用双手掌按于耳上做前后推擦 36 次，然后双手拇、示指捏住两耳垂抖动 36 次，再将两示指插入耳孔内向内做快速振颤数次后，猛然拔出，反复操作 9 次。

（7）动腰部：双手叉腰，双足分开，做身体前后俯仰运动 20～30 次，然后做旋转运动，先左后右各 20～30 次。

（8）缩二阴：全身放松，腹式呼吸，在呼气时稍用力收缩前后二阴，吸气时放松，反复进行 36 次。

（9）搓涌泉：盘膝而坐，先将双手掌对搓发热后，分别搓足底涌泉穴，以透热为度。

> 【按】 本法具有补肾益精、壮腰止痛作用，对腰肌劳损、慢性腰腿痛、腰椎退变、风湿腰痛、肾虚腰痛、前列腺炎、痛经等有一定的疗效。

2. 健脾养胃法

（1）揉中脘：一手大鱼际紧贴中脘穴，用力要柔和，顺时针方向旋转揉动 2～5 min。

（2）揉脘腹：一手掌心贴脐部，另一手按其手背，动作较快，用力柔和，顺时针方向旋转揉动 2～5 min。

（3）擦少腹：以双手小鱼际紧贴脐旁天枢穴上，做上下往返擦动，以透热为度。

（4）擦胁肋：以双手小鱼际紧贴两侧胁部，帮前后往返擦动，快速有力，以透热为度

（5）揉血海：双手拇指按于血海穴上，做顺、逆时针方向揉动 2～5 min。

（6）按三里：双手拇指按于足三里穴上，用力按揉 2～5 min。

【按】 本法具有健脾养胃、补益气血等作用，对慢性胃病、胃及十二指肠溃疡、胃肠功能紊乱、虚寒性胃痛、食欲不振、脘腹胀满、便秘、久泄等有一定的疗效。

3. 疏肝利胆法

（1）疏肋间：双手掌横置于两腋下，手指张开，指距与肋间隙等宽，先用左掌向右分推至胸骨，再用右掌向左分推至胸骨，由上而下，交替分推至脐水平，反复操

作 9 次。

（2）揉膻中：用一手拇指置于膻中穴上，稍用力做顺、逆时针方向揉动 2～5 min。

（3）擦胁肋：以双手小鱼际紧贴两侧胸前平乳头，沿肋骨方向，由上而下至浮肋，做前后往返擦动，快速有力，以透热为度。

（4）擦全胸：用右手全掌自胸骨柄向下至剑突部，直擦全胸部，以透热为度。

（5）按揉期门、章门：用双手拇指或中指按揉双侧期门、章门穴各 1 min。

（6）拨外关、阳陵泉：双手拇指先分别按揉外关、阳陵泉各 1 min，然后用力横向弹拨该处肌腱 3～5 次，以有酸麻放射感为宜。

（7）掐太冲：双手拇指指端置于太冲穴上，稍用力按掐 1 min。

（8）扩胸廓：深呼吸做扩胸运动，反复操作 9 次。

【按】　本法具有疏肝利胆、平肝潜阳等作用，对高血压头痛、慢性肝炎、胆囊炎、胸胁满闷、胁肋胀痛、乳房胀痛、月经不调等有一定的疗效。

4. 宣肺通气法

（1）按揉胸部：以一手中指指腹，沿锁骨下、肋间隙,由内侧向外侧、由上而下,适当用力按揉胸部,以酸胀为度。

(2)推擦膻中:双手手掌重叠置于膻中穴上,上下推擦 2 min。

(3)横擦胸部:一手大鱼际紧贴胸部体表,往返用力横擦胸部,以透热为度。

(4)提拿胸肌:右手拇指与示、中指相对用力在左腋前提拿左侧胸大肌,一呼一吸,一提一拿,反复 5 次,然后以同样方法提拿右侧胸大肌。

(5)扩收胸廓:双手五指交叉抱持于后枕部,吸气时双肘尽力向后扩展,呼气时双肘向前内收,一呼一吸,反复操作 9 次。

(6)揉中府、勾天突:双手中指指端置于中府穴上,稍用力做顺、逆时针方向揉动 2 min;然后以示指指端置于天突穴,向下勾点 1 min。

(7)理三焦:双手四指交叉横置于膻中穴上,两掌根置于乳内侧,自上而下,稍用力推至平关元穴处,反复操作 2～5 min。

(8)拍胸部:一手虚掌,五指张开,用掌拍击胸部(拍击时切勿屏气)9 次。

(9)疏肺经:右掌先置于左乳上方,环摩至热后,以掌沿肩前、上臂前面桡侧、前臂前面桡侧至腕、拇指桡侧

（即手太阴肺经循行路线），做往返推擦 2～5 min，然后换左手操作右侧。

（10）捏拿合谷：右手拇、示指相对捏拿左侧合谷穴 1 min，然后换左手操作右侧。

> **【按】** 本法具有宣肺通气、宽胸止痛等作用，对咳嗽气喘、胸痛气急、胸闷短气等有一定疗效。

5. 宁心安神法

（1）振心脉：取立位，两足分开同肩宽，身体自然放松，两手掌自然伸开，以腰转动带肘臂，肘部带手，两臂一前一后自然甩动。当甩动至身体前面时，用手掌面拍击对侧胸前区；当甩动至身体后面时，用手背面拍击对侧肩胛区。初次操作时，拍击力宜轻，若无不适反应，可加大力量，可反复操作 36 次。

（2）摩胸膛：右掌按置于两乳之间，指尖斜向前下方，先从右乳下环行推摩心前区复原，再以掌根在前，沿右乳下环行推摩，如此连续呈横"8"字形操作 36 次。

（3）勾极泉：先以右手四指置于左侧胸大肌处，用掌根稍做按揉，然后用虎口卡住腋前壁，以中指置于腋窝极泉穴处，稍用力勾拨该处，使之产生酸麻放电感，反复操作 9 次；然后以同样方法操作右侧极泉穴。

（4）拿心经：右手拇指置于左侧腋下，余四指置于上臂上端前面,沿上臂前面尺侧、前臂前面尺侧至腕部尺侧(即手少阴心经循行路线),做往返拿捏 2～5 min;然后换左手拿捏右侧心经。

(5)揉神门:用右手示、中指相叠或拇指按压于左手神门穴上,按揉 1 min;然后换左手按揉右侧神门穴。

(6)挤内关:用右手拇指按压在左手内关穴上,余四指在腕背部,拇指指端稍用力向上、下挤按内关穴 9 次;然后换左手挤压右侧内关穴。

(7)鸣天鼓:双手掌分按于两耳上,掌根向前,五指向后,以示、中、环指叩击枕部 3 次,然后双手掌突然离开耳廓为 1 次,如此反复操作 9 次。

【按】 本法具有宁心安神、宽胸理气等作用,对胸闷心烦、心悸心慌、短气乏力、失眠多梦等有一定的疗效。

6. 消除疲劳法

(1)按风池:双手拇指按在两侧风池穴上,小指按在两侧太阳穴上,其余手指各散置于头部两侧,然后双手同时用力按揉风池、太阳及头侧部各 1 min。

(2)运百会:右手示、中指指腹置于百会穴上,先顺时方向针按揉 36 次,再逆时针方向按揉 36 次。

(3)推头面:两手掌心按住前额,稍用力向上推动,经头顶向下至项部,沿颈侧翻过,继沿两侧面颊向上推至额部,反复操作 9 次。

(4) 振双耳:以双手掌按住两耳,稍用力按揉,然后用力按压,稍停顿后突然松开,反复操作 9 次。

(5) 叩巅顶:双手十指微屈分置于百会穴两侧头顶部,然后抬腕用指端轻轻叩击头顶部,并逐渐移至枕部,反复操作 1 min。

(6) 叩腰脊:双手握空拳,用拳眼叩击腰脊两侧,上自尽可能高的部位,下至骶部,反复操作 3 min。

(7) 勾委中:双手虎口置于膝关节外侧,拇指置于膝关节前方,四指置于腘窝部,用中指指端按揉委中穴 1 min,然后勾住该处向外侧拨动 9 次。

(8) 展胸腰:双手十指交叉翻掌向上举至头顶最大限度,然后深吸气,同时身体随之后仰;呼气时上身前俯并将交叉双手下推至最低点(最好一推至地面)。整个过程中膝关节须挺直,两下肢应拢,反复操作 9 次。

7. 振奋精神法

(1) 摇颈项:头颈先向左后上方尽力摇转 9 次,然后向右后上方尽力摇转 9 次。注意摇颈项时动作要缓慢。

(2) 挤风池:双手拇指按在两侧风池穴上,余四指各散置于头部两侧,然后双手同时用力挤压两侧风池穴 1 min。

（3）梳头皮：双手五指指骨间关节微屈，五指指端附着于前发际边缘，指尖同时用力推挤头皮，沿前额发际经头顶向后直至风池穴，反复操作 9 次。

（4）揉太阳：双手中指指端按于太阳穴上，稍用力做顺、逆时针方向按揉 1 min，然后用力向上向后推挤太阳穴，以酸麻感为度，最后再以双手大鱼际轻揉太阳穴 1 min。

（5）推前额：双手拇指按于太阳穴上，示指屈曲指端置于前额印堂穴处，自内侧向外侧沿眉弓分推至眉梢，反复操作 2 min。

（6）击百会：取坐位，两目平视，牙齿紧咬，一手掌根部在头顶百会穴处做有节律的轻重适宜的拍击 9 次。

（7）揉腰眼：两手握拳，用拇指掌指关节置于腰眼穴，做旋转用力按揉，以酸胀为度。

（8）推上肢：右手掌紧按左手掌，然后用力沿左前臂前面向上推经上臂前面至肩部，绕肩后再由左上臂后面经前臂后面向下推至手背，反复操作 9 次；再以同样方法操作另一侧上肢。

（9）拿下肢：右手拇指与余四指相对用力，自左侧大腿根部前内侧开始，向下用力拿捏至小腿部，以酸胀为度；再以同样方法操作另一侧下肢。

8. 调和阴阳法

(1) **按揉睛明**：以右手拇、示指指端置于两目内眦的睛明穴上，稍用力向上挤按，同时揉动 72 次，早晚各 1 次。

(2) **搓擦涌泉**：先将双手掌相对用力搓热，然后用右手掌心擦左足底心涌泉穴 72 次，再以同样方法擦右侧涌泉穴，早晚各 1 次。

【**按**】 本法要求早晨先擦涌泉后揉睛明，而晚上则先揉睛明后擦涌泉。

9. 催眠法

(1) **抹前额**：双手示指屈曲，以示指第 2 节桡侧面紧贴印堂穴上方，由内侧向外侧抹前额 36 次。

(2) **推颞部**：双手拇指指腹紧按两侧鬓发处，由前向后往返用力推抹 36 次。

(3) **揉风池**：双手拇指指腹紧按风池，用力做旋转按揉 1 min，随后按揉整个枕部，以酸胀为度。

(4) **振双耳**：双手掌心紧按两耳，然后做快速有节律地按压 36 次。

(5) **击头顶**：正坐位，两眼前视，牙齿紧咬，以手一掌心在囟门处做有节律的拍击动作 9 次。

(6) **搓手浴面**：先将双手搓热，随后掌心紧贴前额,用力向下擦至下颌,反复操作 9 次。

（7）点按穴位：用拇指点按安眠、太阳、神门穴,每穴各 1 min。

【按】 本法具有镇静安神作用,对头痛、失眠有很好的疗效。

10. 护发法

（1）分指梳发：以双手手指分开并弯曲呈爪状置于前发际上,从前往后梳动至后发际,反复操作 36 次。

（2）并指推顶：以一手示、中指并置于前额部,自两眉间印堂穴起,沿头部正中线,经百会、风府推至大椎穴,反复操作 36 次。

（3）并指推鬓：以双手四指并拢,自头侧鬓发起,沿耳前发际经耳尖上方分推至后发际风池穴,反复操作 36 次。

（4）掌心温发：先以双手掌心相对搓热后并置于前发际,向后轻轻抚摩至后发际,反复操作 36 次。

【按】 本法具有乌发养发作用,对白发、脱发、头屑多等有一定的疗效。

11. 明目法

（1）揉眼穴：以一手拇、示指揉按双侧睛明穴,以双手拇指揉按两侧攒竹穴,以双手示指揉按两侧鱼腰、瞳子髎、太阳、丝竹空、承泣、四白穴,各穴以酸胀为度。

(2)刮眼眶:示指屈曲,以示指第2节桡侧面紧贴上眼眶内侧端攒竹穴,由内侧向外侧轻刮眼眶至外侧端丝竹空,反复操作36次。

(3)抹眼胞:以双手示、中指分置于两眼上、下眼胞上,由内侧向外侧抹动上、下眼胞36次。

(4)揉风池:双手拇指指腹按揉风池穴1 min。

(5)闭眼养目:两眼微闭,两眼球先按顺时针方向转动,后按逆时针方向转动,各9次。

(6)温熨眼球:以双手掌心相对搓热后,趁热压于眼球上,慢慢向内压,以眼球有酸胀为度,反复操作9次。

【按】 本法具有明目养神作用,对近视、弱视、视物模糊、目痛、目涩、流泪等均有一定的疗效。

12. 聪耳法

(1)指摩耳轮:以双手拇、示指分置于耳郭前后,自耳尖起沿耳轮摩动至耳垂,反复操作36次。

(2)捏拉耳垂:以双手拇、示指捏住耳垂后,先揉捏1 min,然后再用力向下牵拉9次。

(3)按揉耳穴:以双手示指或中指置于耳前耳门、

听宫、听会及耳后翳风穴处,用力按揉各 1 min。

【按】 本法具有聪耳助听作用,对耳聋、耳鸣、听力下降等均有一定的疗效。

13. 通鼻法

(1)推鼻背:以一手拇指指腹自鼻尖素髎穴起,向上沿鼻梁推至眉间印堂穴,反复操作 9 次。

(2)摩印堂:以一手拇指指腹自眉间印堂穴起,向上沿前额正中线推摩至神庭穴,反复操作 9 次。

(3)揉鼻穴:以双手拇、示指分别置于两侧迎香、巨髎穴上,按揉 2 min。

(4)擦鼻旁:以双手示指对置于鼻翼两侧,自鼻根两旁向下擦至鼻翼旁迎香穴,反复操作 9 次。

(5)捏鼻翼:以一手拇、示指相对用力捏揉鼻尖、鼻翼各 1 min。

【按】 本法具有宣通鼻窍作用,对感冒鼻塞不通、流涕、慢性鼻炎、鼻旁窦炎等有一定的疗效。

14. 固齿法

(1)叩齿咬牙:轻叩齿 36 次,然后用力紧咬牙齿片刻后放松,再咬,如此反复 36 次。

（2）按揉齿穴：以双手中指按揉下关、颊车穴，每穴各 2 min。

（3）揉下颌：以双手大鱼际着力自颊车穴起，沿下颌揉至承浆穴止，以透热为度。

（4）擦牙齿：以一手示指伸入口腔，置于上、下牙弓外面，上下、前后用力擦拭牙齿及牙龈，犹如刷牙一样，反复操作 3 min。

【按】 此法具有坚固牙齿作用，对牙痛、老年牙齿松动、牙龈炎等有一定的疗效。

15. 清咽法

（1）颤喉头：以一手拇指与余四指分开，置于喉结两侧及其周围，慢慢地用力向上、下、左、右做颤动并按压 2～3 min。

（2）拿气管：以一手拇、示指分置于喉部及气管两侧，自上而下轻轻提拿 9 次。

（3）揉咽穴：以一手拇、示指指端点揉人迎穴 1 min，以拇指指腹按揉廉泉穴 1 min，以中指指端勾揉天突穴 1 min（斜向前下，以咽部有痒感欲咳为佳），以中指指腹按揉膻中穴 1 min，最后以拇指按揉合谷穴 3 min。

（4）顶上腭：将舌根部用力收缩，同时舌尖用力上顶上腭,待口腔内津液增多时,吞下津液,并将舌体放松,反复操作9次。

【按】 本法具有清利咽喉作用,对咽喉肿痛、声音嘶哑、慢性咽炎、咽部有异物感等有一定的疗效。

16. 强项法

(1) 按揉项部:以一手示、中、环三指的指掌面自枕骨下方风府穴起,向下沿颈椎棘突按揉至大椎穴,反复操作9次;然后双手以同样方法自枕后风池穴起,向下沿颈项两侧部按揉至肩部肩井穴,反复操作9次。

(2) 温熨颈项:以双手掌心相对搓热后,趁热自枕后风池穴起,沿颈椎两侧向下抹至颈项前侧,反复操作9次。

(3) 按揉项穴:以双手中指按揉风池、完骨、肩井穴各 1 min,以一手拇指点揉风府、哑门、大椎各 1 min,以拇、示指相对用力拿肩井、列缺穴各 1 min。

(4) 转动颈部:头项正直,随呼吸头先缓缓向左转动至最大限度后,略向左后下方旋转片刻,再缓缓还原;以同样方法再向右侧转动并还原,如此反复操作9次。然后随呼吸头前屈至下颌触及胸骨柄后,再缓缓还原,接着随呼吸将头缓缓后仰至最大限度后,再缓缓还原,如此反复操作9次。

【按】 本法具有舒筋强项作用,对颈椎病、落枕、颈项背痛、颈性眩晕等有一定的疗效。

17. 通乳法

(1) 按揉乳房:以右手示、中、环三指的指掌面或大鱼际部着力,自左侧乳房根依次逐渐向乳头部,做环形按揉 5 min;然后以同样方法用左手按揉右侧乳房。

(2) 拿捏乳房:以右手拇指与余四指相对用力,自左侧乳房根依次逐渐向乳头部拿捏 5 min;然后以同样方法用左手拿捏右侧乳房。

(3) 按揉乳穴:以双手中指按揉双侧乳根、气户、期门穴各 1 min,以一手拇指按揉膻中穴 1 min,以双手拇指按揉两侧三阴交、足三里、血海穴各 1 min。

(4) 擦两胁部:以双手小鱼际紧贴两侧胸前平乳头,沿肋骨方向,由上而下至浮肋,做前后往返擦动,快速有力,以透热为度。

【按】 本法具有散结通乳作用,对乳腺增生、乳汁不通、乳痈初期等有一定的疗效。

18. 通便法

(1) 抹任脉:以右手大鱼际部自剑突下鸠尾穴起,沿任脉直下缓缓轻抹至耻骨联合上方曲骨穴,反复操作 3 min。

(2) 摩全腹：双手重叠按于左下腹部，按顺时针方向，自左下腹部横行至右下腹部，再向上行至右上腹部，再横行至左上腹部后直下至左下腹部，如此循环，摩全腹 5 min。

(3) 擦腰骶：以一手小鱼际部着力，自腰部肾俞穴起，沿督脉、两侧膀胱经向下直擦至骶尾部，以透热为度。

(4) 按穴位：以右手中指点按中脘、气海、长强穴各 1 min，以双手拇指点按天枢、足三里穴各 3 min，以右手拇指点按左支沟穴 1 min，再以左手拇指点按右支沟 1 min。

【按】 本法具有消滞通便作用，对脘腹胀满、大便困难、大便秘结、习惯性便秘等有一定的疗效。

19. 上肢保健法

(1) 按肩穴：以一手拇指指腹按揉对侧肩内陵 1 min，以一手中指指腹按揉对侧肩髃、肩髎、肩井各 1 min。

(2) 擦肩：以一手掌心紧贴对侧肩部，上下擦动，以透热为宜。

(3) 动肩：做耸肩运动 18 次，做前后甩臂（肩关节前屈后伸)运动 18 次,做肩关节内收外展运动 18 次,先顺时针后逆时针做肩关节环转摇动 18 次。运动肩关节时,幅度由小到大,速度由慢到快。

(4) 按肘穴:以一手拇指指腹按揉对侧曲池、手三里、尺泽、曲泽、天井各 1 min,以一手中指弹拨少海、小海穴,出现酸胀麻感并放射至手指为宜。

(5) 擦肘:以一手掌心紧贴对侧肘关节,上下周围擦动,以透热为宜。

(6) 动肘:肘关节作前屈后伸及旋前旋后各 18 次。

(7) 捻指:以一手拇、示指捏住对侧手指,然后来回捻动指关节,自上而下,每指反复操作 3 次。

(8) 搓手掌:以双手手掌相对用力来回搓动,由慢而快,搓热为度。

(9) 擦手背:以一手掌放于另一手背上,然后相互用力来回擦动,由慢而快,擦热为度。

(10) 动腕:做腕关节屈伸、侧屈、环转运动各 9 次。

【按】 本法具有通经活络、滑利关节作用,对上肢酸痛、手指麻木、肩周炎、类风湿关节炎等有一定的疗效。

20. 下肢保健法

(1) 按大腿:以双手掌根紧贴大腿,自上而下,用力按揉大腿,以酸胀为宜。

(2) 揉髌骨:下肢放松,膝关节伸直,以一手拇指指腹与示指屈成弓状,按揉或拿捏髌骨。

(3) 拿小腿:以一手拇、示、中指指端,提拿小腿肚(即腓肠肌),自上而下,用力柔和,以酸胀为宜。

(4) 拍击下肢:以双手掌心或掌根,紧贴下肢,相对用力,由上而下,拍击 18 次。

(5) 揉环跳:握拳,先以拳揉按环跳穴 1 min,然后以拳叩击环跳穴 2 min。

(6) 按揉足三里:以一手拇指指腹紧贴足三里穴,用力按揉,以酸胀为度。

(7) 弹拨阳陵泉:以一手拇指指腹紧贴腓骨头前下方阳陵泉穴,用力推按弹拨,以酸麻放射至足趾为宜。

(8) 拿太溪、昆仑:以一手拇、示指相对用力置于内、外踝后方,逐渐加大指力拿住太溪和昆仑穴,使跟腱、局部或足部出现重、紧、酸、胀、麻、热感等,并持续 1～2 min。

(9) 直擦涌泉:以一手小鱼际紧贴足心,快速用力直擦涌泉,以透热为度。

(10) 搁腿弯腰:取立位,一足搁于桌台上,双手按膝,弯腰伸腿,持续 1～2 min。

(11) 动膝关节:做膝关节屈伸、旋转运动各 18 次。

（12）摇踝关节：正坐位，一足搁于另一膝上，一手抓踝，一手抓足，做踝关节旋转摇动18次。

【按】 本法具有通经活络、滑利关节作用，对下肢酸痛、坐骨神经痛、膝关节炎、腓肠肌痉挛、类风湿关节炎等有一定的疗效。

三、美容按摩

1. 头部美容

（1）按头穴：按揉百会、上星、神庭、本神、头维、曲鬓、率谷、翳风、风池等穴各半分钟。

（2）干洗头：以双手四指略分开，指腹紧贴头皮，放在前发际正中线两侧，稍用力由前发际直推向后发际，如同梳子梳头一样，反复操作10～20次。

（3）推鬓角：双手中、示、环指略分开，指腹紧贴头皮，放在两侧鬓发上，沿耳郭推至后发际处，反复操作10～20次。

（4）叩头部：双手五指自然分开且略屈曲，用手腕部带动手指叩击头部两侧及头顶，叩击时用力要均匀，强度适中，有节律感，如同小鸟啄食一样。

（5）捏拿项部：以一手拇指放在同侧项部，余四指放在对侧项部，然后拇指与余四指相对用力，一紧一松，一捏一提，由上而下捏拿项部，反复操作 10～20 次。

2. 眼部美容

（1）按眼穴：揉按鱼腰、瞳子髎、太阳、丝竹空、承泣、四白、风池等穴各半分钟。

（2）刮眼眶：双手示指屈曲，以示指第 2 节桡侧面紧贴上眼眶内侧端攒竹穴，由内侧向外侧轻刮眼眶至外侧端丝竹空，反复操作 10～20 次。

（3）温熨眼球：以双手掌心相对搓热后，趁热压于眼球上，慢慢向内压，反复操作 10～20 次。

（4）转动眼球：两眼微闭，两眼球先按顺时针方向转动，后按逆时针方向转动，各 5～10 次。

3. 面部美容

（1）推前额：双手小鱼际并置于额部印堂穴，沿眉弓向两侧分推至太阳穴，力量不宜过重，反复操作 10～20 次。

（2）刮眼眶：双手示指屈曲，以示指第 2 节桡侧面紧贴上眼眶内侧端攒竹穴，由内侧向外侧轻刮眼眶至外侧端丝竹空，反复操作 10～20 次。

（3）捏眉弓：以双手拇、示指分别捏住两侧眉弓处皮肤，由内侧向外侧轻轻捏拿 5～10 次。

（4）按面穴：揉按耳门、听宫、听会、丝竹空、瞳子髎、太阳、颧髎、翳风、地仓、颊车、迎香、承浆、风池等穴各半分钟。

(5)干浴面：先将双手掌搓热，随后掌心紧贴前额，用力向下擦至下颌，反复操作5～10次。

(6)推鼻梁：以双手中、示指并拢，用指腹部由上而下推擦鼻梁两侧10～20次。

4. 其他

(1)消除额部皱纹法：以双手示、中环指并拢，指腹紧贴前额中部，或用小鱼际操作，自前额中部起揉推至鬓角，然后用掌根部从印堂穴起向上推至前发际神庭穴，反复操作30～50次。

(2)消除眼部皱纹法：以双手中、示指并拢，指腹按压在攒竹穴上，按揉片刻后，分别沿上眼眶分推至太阳穴，反复操作5～10次；再分别从攒竹穴向下经睛明穴，沿下眼眶推至太阳穴，反复操作5～10次。

(3)消除嘴角部皱纹法：以双手中、示指按揉迎香、地仓、大迎等穴各半分钟，然后以中、示指指腹自目内眦睛明穴起，沿鼻梁两侧，经迎香推至口角地仓穴，反复操作5～10次；最后用掌根部盖住嘴角两边皱纹，用力压紧并缓慢推向耳根，使两颊绷紧稍停片刻后放手，反复操作5～10次。

(4)消除下颌部皱纹法：先按揉承浆、大迎、颊车穴各半分钟，然后头向后仰，使下颌尽可能朝前挺伸，使下嘴唇尽可能向上拉紧,同时口一张一闭,闭嘴时使下嘴唇盖在上嘴唇上,反复操作5～10次;以双手中指指腹自承浆穴起,经下颌向后推至颊车穴,反复操作5～10次。

(5)消除颈部皱纹法:先按揉承浆、人迎、扶突、水突穴各半分钟;然后抬头并略屈向左侧,先以右手拇、示指拿捏右侧胸锁乳突肌,由上而下反复操作5～10次;然后换手以同样方法操作左侧胸锁乳突肌;最后以双手示、中、环指指腹紧贴耳后乳突穴,沿胸锁乳突肌向下推至锁骨内侧端天突穴,反复操作5～10次

(6)增强颊肌弹性法:先按揉耳门、大迎、颊车、下关穴各半分钟;然后以双手中指指腹自鼻翼两侧起,经口角、面颊部向上推至耳前、鬓角,反复操作5～10次;接着以双手掌根部压紧颊部并向后推,反复操作5～10次。

(7)痤疮防治法:用手指点按(或刮痧板)刺激上肢大肠经、三焦经、小肠经,由上而下5～10次;用手指点按刺激背腰部膀胱经两侧线,由上而下5～10次;用手指点按刺激下肢胃经、膀胱经及肾经,由上而下5～10次;点按肩髃、曲池、合谷、足三里穴各半分钟。

(8)消除晦黯面色法:掌根按揉背部督脉,由大椎至命门穴5～10次;掌根揉推上肢手三阳经,由上而下

5～10 次；掌根揉推下肢胃经和肾经，由上而下 5～10 次。

(9) 消除皮肤过敏法：掌根揉推下肢肾经，由上而下 5～10 次；掌擦足底，以透热为度；拇指按揉风池、肩髃、曲池、血海、三阴交、涌泉穴各 1 min。

四、减肥按摩

1. 整体减肥

(1) 摩脘腹：单掌或双掌叠置脐上，按顺、逆时针方向，力量由小到大、由大到小，稍用力各摩腹 10～20 次。

(2) 拿腹穴：仰卧位，双下肢微屈，腹部放松，以一手掌指提拿中脘、气海穴，提拿面积要大，力量深沉，拿起时可加捻压动作，放下时动作应缓慢，反复操作 10～20 次。

(3) 抄腹肌：仰卧位，双下肢微屈，腹部放松，双掌从胁下抄拿腹部肌肉，一拿一放，拿起时应加力捻压，由上而下，反复操作 10～20 次。

(4) 擦腹部：以双手掌自胁下向腹部用力推擦，向下至小腹部，以透热为度。

(5) 推上肢：用一手掌大鱼际或全掌沿手三阴经，自上而下推至腕部，然后沿手三阳经自下而上推至肩部,顺势擦动肩关节,反复操作 10～20 次。

(6) 拿下肢:以一手拇指与余四指相对用力沿足三阳经,自上而下拿捏至踝部;然后换手拿足三阴经,自下而上拿捏至腹股沟部,反复操作 10～20 次。

(7) 擦腰骶:以双手掌根部着力于腰骶部,用力上下擦动,以透热为度。

2. 腹部减肥

(1) 推揉腹部:仰卧位,双下肢自然伸直,以双手掌着力推揉腹部,按顺、逆时针方向,力量由小到大,反复操作 10～20 次。

(2) 提捏腹肌:仰卧位,双下肢微屈,腹部放松,以双手拇指与余四指相对用力提捏腹部肌肉 10～20 次。提的力量要稍重,幅度由小而大,提起时应加力捻压,并停顿 10～20 后缓慢放下。

(3) 按穴位:点按中脘、气海、天枢、足三里、合谷穴各半分钟。

(4) 仰卧起坐:每日起床或入睡前,在床上做仰卧起坐运动 20～50 次。

(5) 摩腹部:以双手掌自剑突下向下推擦至小腹部,以透热为度。

3. 腰臀部减肥

(1) 揉腰臀:以双手拇指沿脊柱两侧膀胱经自腰

部至臀部按揉,反复操作3～5次。

（2）拿腰肌：以双手拇指与余四指相对用力自胁肋部起捏拿腰肌,力量稍重,拿起时稍加捻压,反复操作10～20次。

（3）捏臀肌：俯卧位,双下肢微屈,臀部肌肉放松,以拇指与余四指相对用力捏揉并提拿臀部肌肉,力量稍重,提拿时加以捻压,尽可能拿紧,反复操作10～20次。

（4）腹式呼吸：仰卧位,快速腹式呼吸,使腹部胀满,呼气时慢慢地提升双足至40°～60°,吸气时慢慢放下双足,如此反复操作20～30次。

（5）擦腰臀：以双手掌根部着力于腰臀部,用力推擦,以透热为度。